Claudia Graneis
Mom to Mom

AF281907

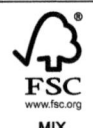

FSC
www.fsc.org

MIX

Papier aus ver-
antwortungsvollen
Quellen

Paper from
responsible sources

FSC® C105338

Claudia Graneis

Mom to Mom

Was ich gerne vorher gewusst hätte

Impressum

Bibliografische Information der Deutschen Nationalbibliothek: Die Deutsche Nationalbibliothek verzeichnet diese Publikation in der Deutschen Nationalbibliografie; detaillierte bibliografische Daten sind im Internet über http://dnb.dnb.de abrufbar.

Die automatisierte Analyse des Werkes, um daraus Informationen insbesondere über Muster, Trends und Korrelationen gemäß §44b UrhG („Text und Data Mining") zu gewinnen, ist untersagt.

© 2024 Claudia Graneis

Lektorat: Kathrin Graneis
Weitere Mitwirkende: Magdalena Braun (fachliche Beratung Medizin), Vivien Albers, Lukas Pfeuffer (fachliche Beratung Psychologie)

Illustration: Larissa Fessl / elara studio

Verlag: BoD · Books on Demand GmbH, In de Tarpen 42, 22848 Norderstedt, bod@bod.de

Druck: Libri Plureos GmbH, Friedensallee 273, 22763 Hamburg

ISBN: 978-3-7693-2021-3

Für die beiden Mäuse,

die mich zur Mama gemacht haben

und für meine Mama

I walk through the rain by your side

I cling to the warmth of your tiny hand

I'll do anything to make you understand

I love you more than anybody can

And the wind will whisper your name to me

Little birds will sing along in time

The leaves will bow down when you walk by

And morning bells will chime

- Jon Denver, "For Baby (For Bobbie)"

Inhaltsverzeichnis

Prolog

Als ich nach der Geburt unserer ersten Tochter mit meinem Mann und der kleinen Lady im Kinderwagen über die Felder vor unserem Zuhause spazierte, drehte ich mich irgendwann inmitten unserer langen Gespräche und Beschwerden über das Wochenbett zu ihm und fragte ihn: „Warum sagt einem das eigentlich niemand vorher?" Wir hatten uns doch durch einen Geburtsvorbereitungskurs gequält, das Internet durchforstet, uns von allen Eltern im Umfeld aufputschen lassen – und trotzdem waren wir auf nichts von dem vorbereitet, was in den letzten Tagen vor der Geburt und den ersten Wochen danach auf uns einprasselte. Irgendwann habe ich verstanden, dass wir nicht die einzigen waren, denen es so erging: je mehr Paare in unserem Umfeld Eltern wurden, desto mehr wurde mir klar, dass niemand so richtig weiß, was zu tun ist, wenn man das Krankenhaus mit einem Säugling verlässt, dessen Überleben zu 100 % davon abhängt, dass man die richtigen Entscheidungen trifft.

Der amerikanische Comedian Andy Samberg hat das in einem Auftritt in Jimmy Kimmels Late Night Show schön formuliert: „Sobald Deine Frau schwanger ist, sagen alle: ‚Es ist unglaublich. Macht euch bereit. Es ist magisch. Es ist eine lebensverändernde Erfahrung. Macht euch auf Himmlisches gefasst!' – und in der Sekunde, in der das Baby kommt, sagen sie: ‚Willkommen in der Hölle! Hahaha! Ihr Narren! Ihr seid in einer Welt voller Scheiße gelandet!' – ‚Warum habt ihr uns nicht gewarnt?' – ‚Wir wollten euch dabeihaben!'"

Genau das will ich nicht. Direkt vor, während und nach der Geburt unseres ersten Kindes hätte ich gerne so vieles gewusst, anstatt es mir durch Blut, Schweiß und Tränen selbst zu erarbeiten.

Und so habe ich nach der Geburt unserer zweiten Tochter den Entschluss gefasst, genau das Buch zu schreiben, das ich damals gebraucht hätte: ein Buch über das dritte und „vierte" Trimenon, also die Zeit unmittelbar vor der Geburt, die Geburt selbst und das Wochenbett bzw. die ersten drei Monate danach.

In diesem Prolog möchte ich noch auf meinen „Modus operandi" eingehen und auf die Limitationen, denen dieses Buch unterworfen sein wird.

Mein Umfeld würde mich als rational beschreiben. Mich interessieren Naturwissenschaften und man merkt mir den Beruf der Apothekerin an. Wissenschaftliche Evidenz war mir immer wichtig bei der Entscheidungsfindung und am liebsten war und ist es mir, wenn es aussagekräftige Studien zu den Sachverhalten gibt, die gerade im Raum stehen. Nun gibt es aber – auch für mich – kaum etwas, das emotional so aufgeladen ist wie die Elternschaft. Die Liebe zu meinen Kindern überstrahlt alles, die Angst um deren Gesundheit und Wohlbefinden ist manchmal lähmend, der Beschützerinstinkt lässt mich zuweilen weit in die Irrationalität abgleiten. Es ist sehr schwierig, sich in diesem Spannungsfeld zu bewegen und zu orientieren. Selbiges gilt auch für dieses Buch. Man kann der Mutterschaft einfach nicht rein rational begegnen und das will ich hier auch nicht. Allerdings möchte ich das, was ich sage und empfehle, auch belegen können. Manchmal teile ich einfach persönliche Erfahrungswerte und Eindrücke, von denen ich denke, dass sie anderen Mamas weiterhelfen können. Es gibt in diesem Buch also persönliche Einsichten und Empfehlungen, Tipps und Tricks – aber wenn ich etwas behaupte, dann evidenzbasiert und unter Angabe von Quellen. Außerdem wurde ich beim Schreiben von meiner grandiosen Hebamme unterstützt.

Dieses Buch hat seine Limitationen. Ich hatte das große Glück, zwei gesunde Mädchen komplikationsarm auf die Welt bringen zu können, im Krankenhaus, termingerecht und spontan. Deswegen kann ich mich nicht mit ausreichender Kompetenz zu

Kaiserschnittgeburten oder solchen mit schweren Komplikationen äußern; ebenso wenig zu Hausgeburten oder „wilden" Schwangerschaften und Geburten. Außerdem konnte ich meine beiden Töchter (fast) voll stillen und habe somit nur eingeschränkte Erfahrungen mit Säuglingsnahrung und dem „Fläschchen". Da sich Mamasein aber nicht nur durch den Geburts- und Fütterungsmodus der Kleinen definiert, hoffe und glaube ich, dass auch Mamas, deren Umstände sich von meinen unterscheiden, diesem Buch etwas abgewinnen können, auch wenn deren Erleben hier nicht zu 100 % eingeschlossen werden kann. Das gilt natürlich auch für Mamas, die nicht schwanger waren und alle, deren Lebensumstände ich hier nicht beschrieben habe.

Nun möchte ich mich auch noch bedanken! Danke zunächst allen Mitwirkenden: Kathrin, Magdalena, Vivien und Lukas sowie Lei und Peter für Euren Review und Eure Unterstützung. Danke an meinen Mann für alles, besonders den wunderbaren Support bei der Entstehung dieses Buches. Danke an Carolin für all die Weisheit. Danke an die Großeltern und Bonusgroßeltern meiner Kinder und ganz besonders danke an meine Eltern: Ihr habt uns gut hingekriegt und durch meine Kindheit bin ich inspiriert, meinen Kindern ebenso magische Erinnerungen zu schaffen. Und danke an meine beiden Mäuse – ihr seid alles und alles ist besser mit euch.

Zu guter Letzt: Liebe Mama, das Buch heißt Mom to Mom und auch wenn wir uns nicht kennen, verbindet uns die elementare Erfahrung der Mutterschaft mit all ihren Höhen und Tiefen – deswegen hoffe ich, es ist okay, wenn ich Dich ab hier duze.

Disclaimer: Das hier soll keine wissenschaftliche Abhandlung sein. Dennoch habe ich für vieles in diesem Buch Quellenangaben hinterlegt, die ich aber aus Gründen der Lesbarkeit nicht mittels Fußnoten jeweils am Seitenende notiert habe. Alle Quellen finden sich am Ende des Buches im Kapitel „Quellen".
Das Buch soll zudem keinen Geburtsvorbereitungskurs oder Arztbesuch ersetzen! Es soll nur unterstützen mit Tricks, Erfahrungen und Kniffen, die ich gerne gekannt hätte beim ersten Kind.

TEIL 1: VOR DER GEBURT

Kapitel 1: Vorbereitung auf die Geburt

Irgendwann saß ich auf dem Sofa, meine erste Tochter strampelte fröhlich gegen meine Bauchdecke, während im Fernsehen Trash TV lief – und plötzlich habe ich es *verstanden*: dieses Kind muss in absehbarer Zeit aus mir heraus. Und aufgrund der Natur der Sache – großes Kind, kleiner Ausgang – wird das vermutlich kein besonders angenehmer Prozess. In diesem Moment machte sich ein wenig Panik breit, aber es ging sofort ab in den Problemlösemodus: Man muss sich doch irgendwie darauf vorbereiten können, oder? Schnell die Hebamme gefragt! Das Internet ist ebenfalls voll von weisen Ratschlägen, aber auch von fragwürdigen esoterischen Versprechen einer komplett schmerzfreien Geburt. Also habe ich herumprobiert. Einiges war hilfreich, anderes nicht und das Wichtigste habe ich im Folgenden zusammengetragen.

Sinnvoll ist es, wenn Du für die Geburt zumindest einen Teil der eigenen Mobilität erhältst. Das sind starke Worte von jemandem, der sich in den letzten Wochen der Schwangerschaft die Schuhe vom eigenen Ehemann hat zubinden lassen, aber für ein paar Übungen hat es gereicht. Sinnvolle Accessoires hierfür sind ein Gymnastikball, ein Kissen, eine Yogamatte und ein Yogablock. Diese Übungen können grundsätzlich die Hüfte mobilisieren, den Beckenboden entspannen und die Beweglichkeit erhöhen. Hier kommen nun meine Lieblingsübungen!

Die besten **Hüftrotationsübungen** lassen sich auf dem Gymnastikball umsetzen. Dazu zählt das Kreisen der Hüfte und das Beschreiben einer „8", am besten in beide Richtungen, je mit einigen Wiederholungen.

Wenn Du schon auf dem Ball sitzt, kannst Du direkt mit dem „**Pelvic Tilt**" weitermachen. Hierbei klappst Du vorsichtig Dein Becken nach vorn und bringst es wieder in Neutralposition. Nach einigen Wiederholungen klappst Du dann die Hüfte nach hinten, um sie anschließend wieder in Neutralposition zu bringen (siehe Skizzen 1, 2 und 3).

Die nächsten Übungen sollen **die Hüfte „öffnen"** und durch Dehnung mehr Raum im Geburtskanal schaffen. Eine Übung hierfür ist der „Deep Squat", bei dem die Füße schulterbreit auseinander stehen, bevor Du in eine tiefe Hocke gehst. Deine Knie sollten sich in einer senkrechten Linie mit den Füßen befinden. Dann kannst Du so tief gehen, wie Du es schaffst. Falls Du einen Yogablock zur Hand hast, kannst Du ihn zur Unterstützung nehmen und Dich daraufsetzen. Diese Pose hältst Du für einige Sekunden.

Als nächstes kannst Du wieder auf dem Gymnastikball Platz nehmen und „Side Lounges" üben. Dabei rollst Du je auf eine Seite und streckst das andere Bein komplett aus, jeweils alternierend. Zuletzt wird die innere Hüfte rotiert, indem Du je einen Oberschenkel nach innen drehst und das abwechselnd. Das ist sinnvoll, denn auf den letzten Metern der Geburt lässt sich der Beckenausgang weiten, wenn auf allen Vieren und mit „Entenpopo" die Knie aneinander- und die Fersen auseinandergedrückt werden (siehe Skizzen 4, 5 und 6).

Zum Schluss kommen noch zwei mehr oder minder **entspannende Übungen**. Die erste ist der „Forward Lean Hold"; knie Dich hierzu vor Deinen Ball (am besten mit den Knien auf einem Kissen oder einer Matte) und lege Dich mit Deinem Oberkörper, etwa bis Beginn Deines Babybauchs, auf den Ball. Bleib einfach so – das wird mit der Zeit anstrengend genug. Zuletzt noch die „Child's Pose": die Beine werden auf Mattenweite gespreizt und Deinen Bauch platzierst Du dazwischen. Der Kopf wird auf der Matte abgelegt und die Arme streckst Du nach vorne (siehe Skizzen 7, 8).

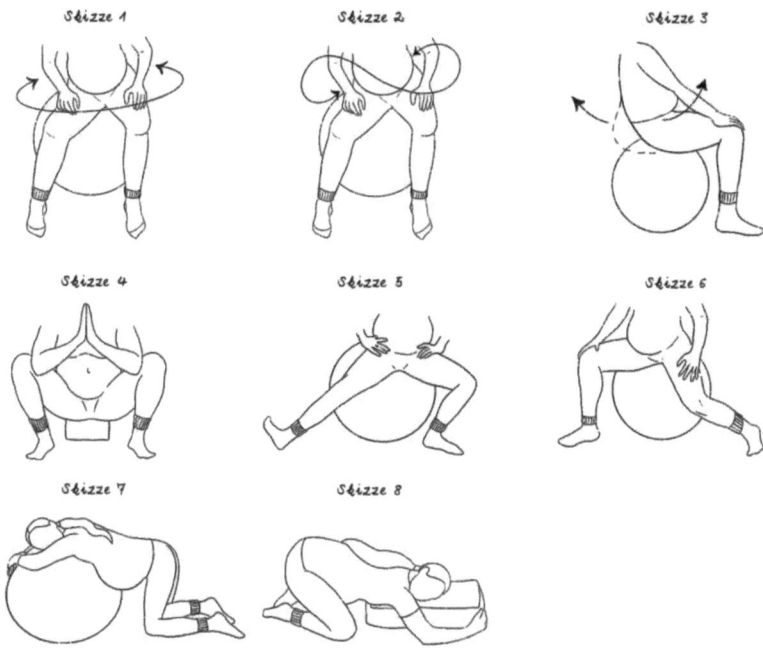

All diese Übungen machst Du je 1-2 Minuten lang, einmal am Tag, etwa ab der 28. Schwangerschaftswoche. Aber natürlich ist dieses Sportprogramm auch noch sinnvoll, wenn Du zwei Tage vor der Geburt damit anfängst!

Ein weiterer Tipp, den man immer wieder hört, ist der Verzehr von Datteln. Ungefähr 70 g Datteln, oder sechs Stück, soll die Schwangere ab der 36. Schwangerschaftswoche verzehren, damit die Geburt schneller vorangeht. Aber ist das wirklich hilfreich? Immer wieder werden hier zwei Studien zitiert; eine aus Jordanien und eine aus dem Iran. Beide Studien sollen zeigen, dass Datteln die Geburtsdauer verkürzen, den Einsatz von Hormonen unter der Geburt verringern und die Muttermundöffnung bei Klinikankunft bei Dattelkonsumentinnen weiter fortgeschritten war. Aber sind das auch gute Studien mit hoher Aussagekraft? Eher nicht. Die Anzahl der Teilnehmerinnen ist relativ gering. Weiterhin hat zwar eine Gruppe Gebärender Datteln bekommen und die andere nicht, aber da es hier keine Verblindung gab, wusste die „Dattelgruppe", dass sie die Datteln bekommen hat und hat somit vermutlich einen Effekt erwartet. Das leistet dem Placebo-Effekt enormen Vorschub. Aber spricht etwas gegen die Trockenfrüchte? Es sind jedenfalls keine schwangerschaftsschädigenden Inhaltsstoffe vorhanden, nur sehr viel Zucker. Ansonsten sind sie natürlich auch schr lecker, insbesondere im Speckmantel (gesund? Nein! Köstlich? Ja!) und regen die Verdauung an, was im Endspurt der Schwangerschaft eine Wohltat sein kann. Also, wenn Du Datteln magst: leg los!

Weiterhin oft erwähnt wird die Dammmassage. Diese kann zumindest bei Erstgebärenden das Risiko für Geburtsverletzungen leicht senken und ab der 36. Schwangerschaftswoche durchgeführt werden. Idealerweise nimmst Du zunächst ein Bad, bist entspannt, hast saubere Finger(nägel) und benutzt ein für Dich angenehmes Öl. Achtung: Bei Neigung zu Frühwehen oder Infektionen im Genitalbereich solltest Du lieber auf die Massage verzichten. Beachte bitte auch, dass es – aufgrund der allgemein sehr guten Durchblutung der Vulva in der Schwangerschaft und der Empfindlichkeit der Dammregion – bei unvorsichtigem Vorgehen zu kleinen Blutungen kommen kann, die Dich als Schwangere erschrecken können. Im Internet findest Du bei Bedarf viele Anleitungen mit Bildern und Videos dazu. Die Massage kann natürlich auch Dein Partner oder Deine Partnerin übernehmen.

Gerne empfohlen werden auch alle möglichen Teesorten. Allerdings sind auch Tees Medikamente mit körperwirksamen Inhaltsstoffen. Deswegen solltest Du nicht wahllos literweise Kräutersud trinken. Auch zu Selbstmedikationszwecken solltest Du nicht einfach zu Tees greifen – frag vorher lieber bei Deiner Hebamme oder in der Frauenarztpraxis nach. *Inhaltsstoffe von Tees können auch mit Arzneimitteln wechselwirken!*

Notiz: Tees und ihre medizinische Wirkung

Tees können als Arzneimittel dienen. Hier kommt also ein bisschen Apothekerinnenwissen über die Tees, die in Schwangerschaft und Stillzeit relevant sind:

- **Himbeerblättertee:** Hier scheint es keine nachweisbare positive Wirkung zu geben; auch wenn dem Tee beckenbodenlockernde Eigenschaften zugeschrieben werden.

- **Fenchel-, Anis- und Kümmeltee:** Mittlerweile wird vor Fencheltee sogar gewarnt, da er krebserregendes Estragol enthält. Traditionell wird diese Kombination verwendet, um die Milchbildung anzuregen.

- **Süßholztee:** kann vermehrt zu Frühgeburten führen! Und wird ohnehin in der Schwangerschaft nicht empfohlen aufgrund der blutdrucksteigernden Wirkung.

- **Kamillentee:** beruhigt zwar den Bauch, kann aber auch die Milchproduktion anregen und zu Milchstau führen.

- **Ingwer:** Ingwertee wird traditionell zur Linderung von Schwangerschaftsübelkeit eingesetzt, kann aber unangenehme Nebenwirkungen wie Reflux oder Sodbrennen haben.

- **Übrigens** – gegen Sodbrennen hilft es wunderbar, fünf Mandeln sehr fein zu zerkauen und zu schlucken!

- **Pfefferminztee:** Auch Pfefferminze beruhigt den Bauch. Lange wurde dem Tee ebenfalls eine milchbildungshemmende Wirkung nachgesagt. Hierfür gibt es aber keine Belege!

- **Salbeitee:** Hier wird eine abstillende Wirkung angenommen; Salbeikapseln werden häufig zum Abstillen verwendet. Ausreichende Belege gibt es hierfür ebenfalls nicht, wenngleich auch das Internet voll ist mit Beiträgen über versiegenden Milchfluss nach Salbeikonsum.

Zusammenfassend lässt sich sagen – sprich mit Deiner Hebamme oder der Frauenarztpraxis und übertreib es einfach nicht mit der Menge.

Kapitel 2: Vorbereitung auf das Krankenhaus

Falls Du es noch nicht getan hast und Dein Geburtstermin bereits absehbar ist, ist es jetzt sinnvoll, Dich in Deinem Wunschkrankenhaus anzumelden. Ich fand es super, dort persönlich vorstellig zu werden und einige Hebammen schon mal kennenzulernen, aber auch die Kreißsäle zu inspizieren. So wird die sehr abstrakte Vorstellung der Geburt ein wenig nahbarer und realer – und vielleicht nimmt Dir das ein bisschen die Angst. Dann realisierst Du, dass Du da nicht in grellem Neonlicht, im sterilen Kliniksetting und zwischen Tür und Angel eben mal Dein Kind rauspressen wirst, sondern idealerweise in einem gemütlich beleuchteten Kreißsaal, in dem es ruhig ist und man sich Zeit für Dich nimmt, eventuell sogar mit Deiner Lieblingsmusik und auf einem recht gemütlichen Kreißbett. Das große Unbekannte wird dadurch ein wenig kleiner. Viele Häuser bieten hierzu Kreißsaalführungen an.

Sinnvoll ist eine Anmeldung auch deshalb, weil das Krankenhaus dann direkt Deine Vorgeschichte und Vorlieben kennt. Eventuell kannst Du bei dieser Gelegenheit auch schon Deinen Geburtsplan abgeben und besprechen.

Natürlich kann es auch passieren, dass alle Kreißbetten belegt sind, wenn es bei Dir so weit ist, und Du in ein anderes Krankenhaus umsiedeln musst. Dann hast Du aber trotzdem schon einmal einen Kreißsaal von innen gesehen und bekommst ein besseres Gefühl für die Situation.

Was ist überhaupt ein Geburtsplan? Und brauchst Du den? Eine Geburt ist eine dynamische Situation und gerade die erste Geburt kann sich über viele Stunden ziehen, inklusive Schichtwechsel beim Klinikpersonal und einigen Unwägbarkeiten. Insofern kann Dir niemand garantieren, dass jedes Detail Deines Geburtsplans auch wirklich berücksichtigt wird – aber es ist sinnvoll, sich vorher damit auseinanderzusetzen, was Du selbst für Deine Geburt möchtest und was nicht. Im Zweifel kannst Du Hebammen oder Ärztinnen bzw. Ärzte auch immer darauf hinweisen, wenn etwas anders läuft, als Du es Dir gewünscht hättest.

Geburtspläne sind so individuell wie die Mamas, die sie erstellen und deswegen gibt es hier keine allgemeingültige Vorlage. Ein paar beispielhafte Punkte wären aber zum Beispiel folgende:

- Kontaktdaten: Wer ist Dein Geburtspartner oder Deine Geburtspartnerin, wer ist Deine Hebamme, wer die behandelnde Frauenarztpraxis? Wie sind sie zu erreichen?
- Wie stehst Du zu Interventionen wie Dammschnitt, Geburtszange oder Saugglocke? Was sagst Du zum Thema Einleitung?
- Hast Du eine Meinung zum Legen eines Zugangs, einer PDA und Schmerzmittel- oder Flüssigkeitsgabe?
- Möchtest Du Dich frei bewegen können? Was soll Dein Geburtspartner oder Deine Geburtspartnerin tun bzw. nicht tun? Sind Fotos oder Videos okay?
- Hast Du Dir Gedanken gemacht zum Auspulsieren und Durchtrennen der Nabelschnur?
- Möchtest Du stillen und wenn ja, soll Dein Kind sofort angelegt werden?

Den Plan kannst Du mehrfach ausdrucken und schon bei der Anmeldung abgeben, falls sie persönlich erfolgt. Ein Exemplar kann auch in der Kreißsaaltasche Platz finden, damit Du ihn akut zur Hand hast, wenn es darauf ankommt.

Apropos, was ist eine Kreißsaaltasche, was ist eine Kliniktasche und wofür brauchst Du das überhaupt? Und was benötigst Du zuhause alles, bevor das Baby kommt?

Jede Frau organisiert sich die Kliniktasche anders, aber ich war derart unzufrieden mit meiner Taschenpolitik bei der ersten Geburt, dass ich das Konzept für die zweite Geburt optimiert habe und so war es schlussendlich super.

Dein Krankenhausaufenthalt gliedert sich im Normalfall in zwei Bereiche: den Kreißsaal und die Wöchnerinnenstation. Für den Kreißsaal benötigst Du andere Dinge als für die Station. Die Kreißsaalutensilien habe ich in eine kleine Tüte gepackt und diese obenauf in meine Kliniktasche, eine große Sporttasche, gestopft. Auf diese Weise musste ich keine 483 Taschen während der Wehen in die Klinik schleppen, sondern nur eine. Trotzdem hatte ich im Kreißsaal schnell Zugriff auf alles, was ich benötigte.

Mein ultimativer Tipp für die Kliniktasche: Bring Dir Inkontinenz-Fixierhosen („Fixpants") mit. Nach der Geburt wirst Du ordentlich bluten (viele erfreuliche Details dazu in den nächsten Kapiteln) und deswegen riesige Einlagen benötigen. Um diese zu fixieren, werden Dir im Krankenhaus Netzhöschen in Einheitsgröße angeboten. Die fand ich grauenhaft und ungemütlich. Abhilfe schaffen hier die Inkontinenzhosen („Höschen" ist hier einfach der falsche Begriff, das sind sehr große und sehr gemütliche Schlüpper).

Auf der folgenden Seite findest Du meine persönliche Vorlage für eine sinnvoll gepackte Kliniktasche.

Kreißsaaltasche:

- Dünner Bademantel
- Schlappen
- Nachthemd mit Stillfunktion
- Warme Socken
- Snacks (z.B. Haferriegel, aber viel trinken dazu!)
- Caprisonne (easy trinken in allen Positionen)
- Playlist (vorher erstellen),
- Handy, Ladekabel, Bluetooth-Box
- Geldbeutel, Mutterpass, Ausweis, Krankenkassenkarte

Stationstasche:

- Lanolinkompressen (z.B. Multi MAM)
- Still-BH und Stilleinlagen
- Fixpants
- 2 Jogginganzüge oder Stillpyjamas
- Duschmittel, Shampoo, Deo
- Haargummis
- Entlasskleidung für Mama und Baby
- Stammbuch der Familie

Handtücher, Stillkissen, Einlagen, Babykleidung für den Auf-
enthalt, Schnuller, Stillhütchen und Pre-Nahrung gibt es auf der
Station vor Ort meistens; all das musst Du nicht mitnehmen. Beim
Entlass-Outfit fürs Baby fährst Du am besten mit Body und
Strampler; Hosen können den Bauchnabel mit dem Nabelschnur-
rest irritieren.

Bei der nächsten Liste handelt es sich um meine „Welche Erst-
ausstattung brauche ich wirklich"-Sammlung. Auch hier haben
wir nach dem ersten Kind Anpassungsbedarf gesehen und sind
damit bei der Geburt und im Wochenbett mit unserer zweiten
Tochter sehr gut gefahren. Natürlich ist jede Familie, jedes Konzept, jede Lebenssituation anders und ich erhebe ich auch keinen
Anspruch auf absolute Vollständigkeit, aber gute Anhaltspunkte
liefern Dir die Listen bestimmt.

Wenn es um Kinderkleidung geht, lohnt es sich, gebraucht zu
kaufen, zum Beispiel bei Vinted. Die ersten Größen (50/56/62)
sind so schnell durchschritten! Und gerade in den ersten Wochen
bist Du ständig am Wechseln und Waschen, da die Körperflüssig-
keiten der kleinen Erdenneubürger einfach unaufhörlich fließen.
Weitere Informationen hierzu findest Du im Kapitel 16 („Was zieh
ich dem Kind nur an").

Weiterhin sind auch Flaschen und Schnuller in der Liste aufgeführt. Ich weiß nicht, ob Du stillen willst, aber auch dann schadet
es nicht, einen Satz Flaschen zuhause zu haben, falls es aus irgendeinem Grund mal nicht geht oder Du abpumpen möchtest.

Je nach Jahreszeit kannst Du die Liste modifizieren, ob Du z.B.
Lang- oder Kurzarmbodys benötigst. Eine Wärmelampe klingt zwar
nach Winter, aber sie ist das ganze Jahr über sinnvoll bei so kleinen Mäusen, die ihre Körpertemperatur nach dem Baden noch
nicht so gut halten können.

Außerdem stehen ein paar Items aus meiner „Baby-Hausapo-
theke" drauf, zu denen Du weitere Infos in den Kapiteln 14 und 15
findest.

Kleidung

- 10 Wickelbodies
- 5 Strampler
- 5 Schlafanzüge
- 2 Schlafsäcke, ggf. mit Inlay
- 3 Hosen / Strumpfhosen
- 3 Oberteile
- 3 Paar Socken
- 1 Baumwollmütze
- 1 Draußen-Jacke / Winteranzug o.ä.

Schlafen und Wickeln

- Wickeltisch mit Auflage und Bezug
- Wickeltasche
- Tragetuch / Trage und/oder Kinderwagen
- Windeln (Größe 0 oder 1), Feuchttücher
- Windeleimer (geruchsdicht)
- Pflegecreme für Babyhaut
- 3 Waschlappen, Kapuzenhandtuch
- 5 Spucktücher
- Babypflegeset (Bürste, Schere, Fieberthermometer)
- Babywanne

- ○ Wärmelampe
- ○ Beistellbett mit neuer Matratze

Stillen und Füttern

- ○ Still-BHs und Einlagen
- ○ Stillkissen
- ○ Lanolinsalbe / Lanolinkompressen
- ○ Kühlkompressen für die Brust
- ○ Flaschen und Fertig-Pre-Nahrung
- ○ Sterilisator
- ○ Fläschchenwärmer
- ○ Flaschenbürste
- ○ Schnuller
- ○ Evtl. Milchpumpe

Sonstiges

- ○ Kirschkernkissen
- ○ Windsalbe, Kümmelzäpfchen
- ○ Vitamin-D-Tropfen, z.B. Bigaia + D3
- ○ Geruchsneutrales Waschmittel
- ○ Babyschale, ggf. mit Einschlagdecke

Tipp: Vieles davon könnt ihr auf eine Baby-Wunschliste setzen und euch schenken lassen!

Dann kann es ja schon fast losgehen! Bestimmt hast Du schon einen Geburtsvorbereitungskurs gebucht. Falls nicht, kann ich Dir das nur wärmstens ans Herz legen: auch hier wird Dir noch einmal die Angst vor dem großen Unbekannten genommen und es werden Themen angesprochen, die vor, während und nach der Geburt wichtig sind, zum Beispiel die richtigen Atemtechniken, die erste Babypflege, die Beschaffenheit von Wehen, der genaue Ablauf der Geburt, die Vorbereitung Deines Körpers etc. Vieles davon ist daher im Detail in diesem Buch gar nicht aufgeführt, weil es Dir die Fachkräfte in einem Kurs viel qualifizierter erklären können und Du dort die richtigen Ansprechpartner für Fragen hast, die sicherlich aufkommen. Außerdem macht Dein Partner oder Deine Partnerin diesen Kurs idealerweise auch mit und ist dann im Bilde – und Du lernst andere Mamas und Paare kennen.

Wir beschäftigen uns in diesem Kapitel abschließend noch mit etwas, das mich als Erstgebärende ziemlich beschäftigt und überrascht hat: „richtige" und „falsche" Geburtswehen und wie lange sich die Latenzphase beim ersten Kind ziehen kann.

Dein Körper übt in den Wochen vor der Geburt fleißig und probiert schon mal aus, wie es so ist, die Muskeln der Gebärmutter zusammenzuziehen. Insbesondere beginnen die Senkwehen bei Erstgebärenden ungefähr ab der 36. Schwangerschaftswoche und können sich anfühlen wie ein „Zug nach unten". Kurz vor der Entbindung fand ich es schwierig, echte Geburtswehen von „falschem Alarm" zu unterscheiden. Es gibt aber ein paar hilfreiche Kriterien.

Kriterium Nr. 1 ist das Timing der Wehen. Echte Geburtswehen kommen in regelmäßigen Abständen und dauern etwa 30-70 Sekunden, die Abstände werden mit der Zeit kürzer und die Intensität nimmt zu. „Falsche" Geburtswehen sind oft unregelmäßig; die Abstände verkürzen sich auch nicht.

Kriterium Nr. 2 sind Bewegung und Wärme. Bewegung hilft häufig, Übungswehen von Geburtswehen zu unterscheiden, da erstere sich bessern, wenn Du die Position wechselst oder Dich ausruhst. Das ist bei Geburtswehen egal; sie sind gekommen, um zu bleiben, bis das Kind da ist. Hilfreich ist auch der „Badewannentest": Übungswehen hören im warmen Bad oft auf, während Geburtswehen dadurch intensiviert werden.

Kriterium Nr. 3 ist die Kontraktionsstärke. Diese ist bei Übungswehen nicht so heftig ausgeprägt, wie sie es im Laufe der Zeit bei Geburtswehen wird. Sie kann bei Übungswehen auch variieren, während sie bei „echten" Wehen kontinuierlich zunimmt.

Es gibt auch zahlreiche Wehentimer-Apps, die Du Dir herunterladen kannst, wenn es so weit ist. Du dokumentierst Start und Ende der Wehe per Knopfdruck (oder schreist Partner oder Partnerin an, dass es wieder losgeht) und die App sagt Dir nach ein paar Wehen, ob Du Dich ins Krankenhaus begeben solltest.

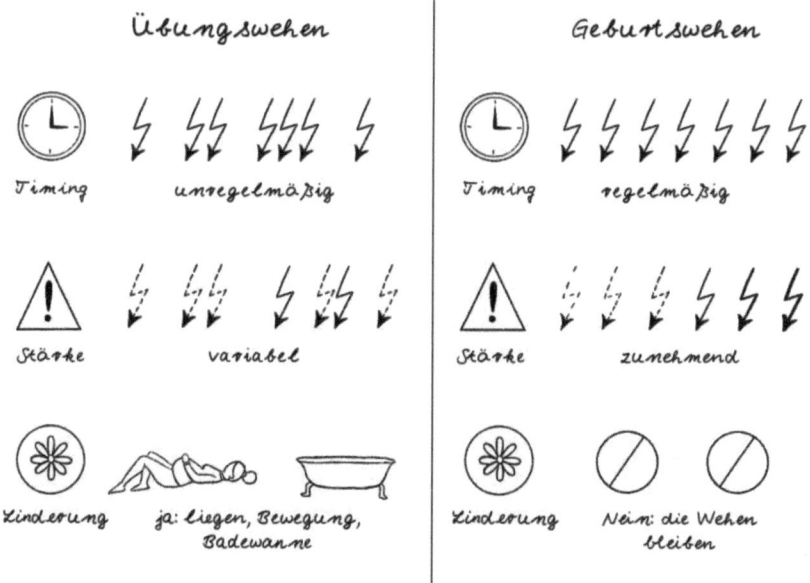

Übungswehen

Timing — unregelmäßig

Stärke — variabel

Linderung — ja: Liegen, Bewegung, Badewanne

Geburtswehen

Timing — regelmäßig

Stärke — zunehmend

Linderung — Nein: die Wehen bleiben

Vermutlich hast Du im Geburtsvorbereitungskurs schon von den Phasen der Geburt gelesen. Neben der Eröffnungsphase, der frühen und späten Austreibungsphase, der Geburt und der Nachgeburtsphase spielt bei Erstgebärenden die Latenzphase eine entscheidende Rolle, denn sie kann sich lang ziehen und für viele Frauen fühlt es sich subjektiv schon nach aktivem Geburtsbeginn an.

Die Latenzphase wird unterschiedlich definiert. Allgemein lässt sich sagen, dass die Phase mit schmerzhaften Kontraktionen beginnt, die auch episodenweise nachlassen können, und mit dem Verstreichen des Gebärmutterhalses sowie Muttermundöffnung auf ungefähr 4-5 cm endet. Die Wehen können muttermundswirksam sein oder auch nicht, aber für Dich fühlt es sich an, als sei etwas „anders", als ginge die Schwangerschaft zu Ende und die Geburt finge an.

Diese Phase kann richtig lang dauern! Bei mir waren es bei meiner ersten Tochter mehrere Tage. In dieser Zeit war ich insgesamt drei Mal im Krankenhaus, weil mich die dauernden Wehen verunsichert haben – und ich würde es immer wieder so machen; better safe than sorry.

Auf die Länge dieser Phase war ich gar nicht richtig vorbereitet, deswegen nehme ich das hier mit auf. Je nach Stärke der Wehen kann man hierbei noch mit Schmerzmitteln eingreifen, wenn Dein Körper das zum Kräftesammeln braucht. Besprich das bitte mit dem Kreißsaalteam, wenn Du das Gefühl hast, es sei notwendig. Weiterhin können in dieser Phase der Schleimpropf oder Fruchtwasser abgehen und der Darm sich ordentlich entleeren.

Es ist auf jeden Fall sinnvoll, einen Großteil der Latenzphase im gewohnten Umfeld zuhause zu verbringen, um doch noch ein wenig zu entspannen. Wenn Du das Gefühl hast, dass Du jetzt betreut werden möchtest und Dein Körper Dich mit immer regelmäßiger und stärker werdenden Wehen traktiert, ist es Zeit, sich ins Krankenhaus zu begeben. Los geht's!

TEIL 2: WÄHREND DER GEBURT

Kapitel 3: Die Geburt – das Intro

Vorweg noch ein kleiner Disclaimer: Ich nehme Dich in diesem Kapitel im Grunde mit durch die Erfahrung meiner eigenen ersten Geburt. Bei Dir kann es ähnlich werden oder ganz anders kommen! Jede Geburt ist individuell. Es gibt natürlich Dinge, die immer weitestgehend gleich ablaufen, zum Beispiel Untersuchungen oder standardisierte Klinikabläufe. Aber ab hier kann wirklich alles passieren. Mehr dazu findest Du ganz am Ende des fünften Kapitels.

Es ist so weit, Du bist im Krankenhaus gelandet, Dein Geburtspartner oder Deine Geburtspartnerin ist bei Dir, die Kreißsaaltasche ist am Start, das Licht gedimmt und die Wehen klopfen regelmäßig an. Ein wunderbarer Zeitpunkt, sich noch einmal kurz auf die Phasen der Geburt zu besinnen!

- **Latenzphase**: haben wir eben schon besprochen; vom Beginn schmerzhafter Kontraktionen bis zur Muttermundsöffnung von etwa 4 cm.
- **Eröffnungsphase**: darunter versteht man die aktive Geburt mit schmerzhaften und regelmäßigen Wehen bis zur Muttermundsöffnung auf 10 cm. Irgendwann in dieser Phase wirst Du vermutlich im Kreißsaal eintreffen. Bei Erstgebärenden kann diese Phase schon mal 10-12 Stunden dauern. An diese Eröffnungsphase schließt sich eine Übergangsphase mit oft starken Wehen an, in der Du vermutlich ankündigen wirst, dass Du nicht mehr kannst. Spoilerwarnung: das stimmt nicht!

- **Austreibungsperiode mit Pressphase**: hier rutscht der Kopf des Kindes ins Becken, die Fruchtblase ist geplatzt und die Wehen verstärken sich. In der Pressphase wirst Du dann die Geburt Deines Kindes durch aktives Pressen unterstützen. Diese Phase dauert bis zu zwei Stunden und endet in der
- **Geburt**. Yay!
- **Nachgeburtsphase**: Du bondest mit Deinem Kind und die Plazenta macht sich auf den Weg. Letzteres kann eine halbe Stunde dauern.

Wenn Du im Kreißsaal angekommen bist, wirst Du Dich vielleicht wundern, dass es dort gar nicht so hektisch abläuft, wie der ein oder andere Hollywood-Film suggeriert. Dort werden ja immer eilig irgendwelche brüllenden Frauen über die Gänge geschoben, während literweise Fruchtwasser aus dem Bett tropft und fünf Minuten später liegt ein bereits perfekt gewaschenes, faltenfreies Baby in einem rosa Handtuch in den Armen der glücklichen und abgekämpften Mutter.

(Ich will gar nicht leugnen, dass es dort auch schreiende Frauen gibt, ich bin selbst ganz gut mit dabei gewesen. Hin und wieder hört man eventuell auch das Tönen von Frauen aus den angrenzenden Sälen und das kann ganz schön verunsichern, aber vermutlich hast Du in dem Moment ohnehin Deine eigenen Wehen zu managen.)

Ich war überrascht, wie entspannt und ruhig es dann doch im Kreißsaal war: Das Licht war schummerig, ich konnte mich in Ruhe in mein schickes Geburtsnachthemd werfen, die Hebammen kennenlernen, das CTG angeschlossen kriegen und meine zuvor kuratierte Playlist über die mitgebrachte Bluetoothbox laufen lassen (das erste Lied nach der Geburt Deines Kindes wirst Du vermutlich nie vergessen, also wähle die Songs weise).

Auch mein Mann konnte sich häuslich einrichten und das Kreißbett war sogar breit genug für uns beide. Hin und wieder ließ ich mir vom Gatten Haferriegel und Caprisonne anreichen, beides lässt sich auch während der Wehen problemlos konsumieren – Trinkhalme sind im Kreißsaal definitiv nützlicher als Gläser. Obacht übrigens bei den Haferriegeln: bei ballaststoffreichen Geburtssnacks solltest Du unbedingt auf eine ausreichende Flüssigkeitszufuhr achten! Du willst *wirklich* keine Verstopfung haben, wenn Geburtsverletzungen noch jeden Toilettengang zur Herausforderung machen.

Das sind auch schon die drei Dinge, die für mich im Kreißsaal unabdingbar waren:

- eine tolle und unterstützende Begleitung, die Dir die Hand hält, zu den Hebammen rennt falls nötig, die Drinks anreicht und Dir sagt, dass Du das schaffst
- ausreichend Snacks, weil Du in den vielen Stunden, die Du voraussichtlich im Kreißsaal verbringst, etwas essen musst
- Musik, die Dich entspannt oder antreibt, oder einfach perfekt den Moment für Dich ausmalt.

Erleichternd kam dazu, dass ich bei beiden Geburten ganz großartige Hebammen hatte, die mich genauso unterstützt haben, wie ich es gebraucht habe. Ich wünsche Dir sehr, dass es bei Dir auch so ist!

Nun hast Du Dich eingerichtet, umgezogen, Deine Begleitung instruiert und es ist Zeit fürs CTG. Und den Check des Muttermunds. Und die Frage, ob Du eigentlich eine PDA willst. Es wird also Zeit, sich mit den häufigsten Interventionen und Untersuchungen zu beschäftigen, die im Laufe der Geburt auf Dich zukommen könnten. Wir werden jetzt einige mögliche Maßnahmen durchturnen, damit Du es schon einmal gehört hast. Wenn Du das nicht wissen willst, aus Angst, Dich im Vorfeld verrückt zu machen, überspring die folgenden Bullet Points.

- **Manuelle Untersuchung**: Diese kann alle 1-2 Stunden erfolgen. Die Hebamme untersucht hierbei die Beschaffenheit des Gebärmutterhalses, die Öffnung des Muttermunds, die Position des Kindes, die Fruchtblase und das Raumangebot des Beckens. Die Untersuchung erfolgt im Liegen mit den Fingern.
- **CTG**: Das kennst Du vermutlich bereits aus der Vorsorge. Überwacht werden die Herztöne des Kindes sowie Deine Wehen. Idealerweise sind die Sensoren kabellos und mittels Bauchgurts um Dich geschnallt. Du kannst darum bitten, den Ton des CTG leise oder auszustellen, falls es Dich stört.
- **Venöser Zugang**: Hierbei handelt es sich um einen dünnen Plastikschlauch, der in ein Gefäß am Handrücken oder in der Ellenbeuge eingeführt wird. Darüber können Flüssigkeit und Medikamente unter der Geburt leicht und schnell verabreicht werden.
- **Aufstechen der Fruchtblase**: Falls Deine Fruchtblase noch nicht im Geburtsverlauf geplatzt ist, sich stark vorwölbt und keine Anstalten macht, von allein aufzugehen, sodass das Kind ins Becken rutschen kann, wird Dir möglicherweise vorgeschlagen, die Fruchtblase zu eröffnen. Das macht die Hebamme mit einem Handschuh mit kleinem „Stachel". Das Vorgehen tut nicht weh und kann die Geburt beschleunigen.
- **PDA** (Periduralanästhesie): Mit der PDA wird die untere Körperhälfte betäubt. Wenn alles geklappt hat, spürst Du bei Wirkeintritt keine Wehenschmerzen mehr, nur noch den Druck der Muskelkontraktionen. Zum Thema PDA findest Du im nächsten Kapitel noch weitere Infos.
- **Einleitung**: Bei bestehender Erkrankung der Mutter, z.B. Schwangerschaftsdiabetes oder Bluthochdruck, oder bei einem vorzeitigen Blasensprung, kann die Geburt medikamentös oder mechanisch eingeleitet werden. Bei der medikamentösen Einleitung müssen die

verwendeten Medikamente genau dosiert werden, um eine „normale" Wehentätigkeit auszulösen. Es kann aber vorkommen, dass die Wehentätigkeit hierdurch zu schwach oder zu stark wird, es kann – muss aber nicht – zu Dauerkontraktionen kommen, die als extrem unangenehm empfunden werden. Mechanisch eingeleitet wird zum Beispiel mittels Eipollösung: hierbei wird die äußere Hülle der Fruchtblase manuell vom Rand des Muttermunds gelöst. Generell ist die Einleitung ein in Diskussionen oft sehr emotional aufgeladenes Thema. Wenn eine Einleitung bei Dir notwendig wird, solltest Du Deine Hebamme bzw. die betreuenden Ärztinnen und Ärzte bitten, Dich umfassend über den Ablauf und die möglichen Nebenwirkungen zu informieren. Internetforen sind dabei kein guter Ratgeber.

- **Unterstützung der Wehentätigkeit**: Bei einer verzögerten Geburt kann es erforderlich sein, die Wehentätigkeit medikamentös zu unterstützen. Falls Du einen Zugang hast, wird Dir hierüber dann Oxytocin verabreicht, was die Kontraktionen verstärkt.

- **Dammschnitt**: Während der Einschnitt des Damms während der Presswehen früher nahezu ein Standardvorgehen war, beschränkt er sich heute nur noch auf bestimmte Szenarien, z.B. eine Geburt aus Beckenendlage oder bei Einsatz von Geburtszange oder Saugglocke. Der Arzt bzw. die Ärztin wird Dich in aller Regel vor dem Eingriff lokal betäuben. Natürlich auftretende Dammrisse unter der Geburt verheilen jedoch normalerweise besser und weniger Gewebe wird verletzt als beim Dammschnitt – also hab keine Angst vor einem Riss!

- **Vaginal-operative Geburt**: Wenn Dein Baby auf dem Weg in die Außenwelt Unterstützung braucht, dann kann das mittels Saugglocke oder Geburtszange geschehen, wobei die schonendere Saugglocke bevorzugt wird. Dabei kann am Kopf Deines Babys eine leichte

Schwellung entstehen, die jedoch nach wenigen Tagen wieder abklingt.

- **Kristeller-Handgriff**: Dabei wird, zeitgleich mit der Wehe, von oben auf Deinen Bauch bzw. die Gebärmutter gedrückt, um das Kind von außen „mitzuschieben". Der Handgriff ist sehr umstritten, weil er schmerzhaft und nicht risikoarm ist – von der WHO wird er nicht empfohlen. In bestimmten Situationen kann er aber angezeigt sein.
- **Kopfschwartenelektrode**: Wenn die Herztöne Deines Kindes aus irgendeinem Grund nicht mehr via CTG überwacht werden können und die Fruchtblase bereits gesprungen ist, kann eine Sonde zur Herztonüberwachung am Köpfchen befestigt werden, bis es auf der Welt ist. Dabei entsteht eine kleine Wunde, die aber schnell wieder abheilt.
- **Sectio**: Ein Kaiserschnitt ist die operative Entbindung Deines Kindes über einen Bauchschnitt. Wie im Prolog erwähnt, kann ich hierzu aber nicht viel sagen.

Interventionen sind ein Thema, das in vielen (Social Media) Bubbles kontrovers diskutiert wird. Dabei ist jede Geburt so individuell wie die Frau selbst und ich finde es schwierig, wenn immer wieder betont wird, man könne das CTG unter der Geburt und die manuelle Überprüfung der Öffnung des Muttermunds ja auch ablehnen. Und man habe jedes Recht, einen Zugang zur Medikamenten- und Flüssigkeitsgabe zu verweigern. Klar, kann man machen. Aber muss das wirklich aus Prinzip sein? Diese Maßnahmen existieren ja nicht nur zum Spaß.

Natürlich müssen Deine Befindlichkeiten berücksichtigt werden und spätestens seitdem durch die „Roses Revolution" das Thema der Gewalt in der Geburtshilfe auch öffentlich thematisiert wird, sollte sich ein Bewusstsein dafür entwickeln, dass eine Frau eben nicht nur ein Gebärapparat ist, sondern als Mensch mit eigenen Bedürfnissen weiterexistiert. Viele Frauen empfinden mangelnde oder sehr raue Kommunikation über das, was unter der Geburt passiert, als übergriffig und demütigend. Deswegen bin ich ein großer Fan davon, sofort zu sagen, wenn Dir etwas nicht gefällt und Deine Geburtsbegleitung vorher über solche Dinge in Kenntnis zu setzen. Du bringst ein Kind auf die Welt, aber *es gibt Dich auch noch*.

Die Geburtssituation ist, gerade bei der ersten Geburt, ein Spannungsfeld. Du bist in einer sehr verletzlichen Position und möchtest Dir gern etwas Kontrolle erhalten. Vielleicht hast Du gelesen, dass einige Interventionen das Risiko weiterer Eingriffe oder gar eines Kaiserschnitts erhöhen können. Aber als medizinischer Laie kannst Du die Tragweite der kategorischen Ablehnung von Interventionen möglicherweise nicht komplett erfassen: dafür ist das Team aus Hebammen, Ärztinnen und Ärzten da, die mit jahrelanger Ausbildung und Berufserfahrung das Beste für Dich und das Kind wollen. Und die auch kein Interesse daran haben, Dich mit weiteren Eingriffen unnötig zu traktieren.

Einfach aus Prinzip aber sinnvolle Maßnahmen abzulehnen, halte ich für den falschen Weg. Der manuelle Check der Muttermundöffnung ist nicht die angenehmste Unternehmung auf diesem Erdenrund, aber sinnvoll, um den Geburtsfortschritt zu überprüfen. Natürlich sollte er nicht aus Ungeduld alle 15 Minuten erfolgen. Ein CTG kann richtig nervig sein, vor allem dann, wenn Du in Deiner Beweglichkeit eingeschränkt wirst, aber nur damit lässt sich gut überwachen, wie es Deinem Baby geht. Besprich ggf. mit dem Kreißsaalteam, ob das CTG die ganze Zeit angelegt werden muss, wenn es Dich sehr stört. Ein Zugang ist unangenehm an der Hand oder dem Arm, erleichtert aber die Flüssigkeits- oder Medikamentengabe ungemein, da alles direkt im Kreislauf landet und wirken kann. Einen Zugang recht kurz nach Ankunft im Kreißsaal zu erhalten ist angenehmer, als ihn im Notfall zu brauchen, wenn Du unter Presswehen kaum stillhalten kannst und die Venen wegrollen.

Steh unbedingt für Deine Rechte ein; sorg dafür, dass Deine Wünsche respektiert werden; kommuniziere umfassend mit den

Dich betreuenden Personen und frag so oft nach, wie Du es brauchst – und geh getrost davon aus, dass Dein Krankenhausteam nur Gutes für Dich und Deinen kleinen Wurm in Sinn hat, auch wenn es mal etwas stressiger wird. Ihr arbeitet alle nicht gegeneinander, sondern miteinander für eine schöne Geburt.

Kapitel 4: Die Geburt – das Eingemachte

Jetzt haben wir uns viel mit der Theorie und all dem beschäftigt, was irgendwie passieren *könnte*. In Wirklichkeit wird vermutlich längst nicht alles für Dich zutreffen und wir arbeiten jetzt einfach mal mit der Annahme, dass Du auf dem Kreißbett sitzt und alles so weit gut läuft. Du bist angekommen, das CTG blubbert, Deine Musik läuft, Deine Begleitung reicht Dir ein Trinkpäckchen an und Du fragst Dich ca. alle fünf Minuten kurz, warum genau Du es für eine gute Idee gehalten hast, schwanger zu werden. Aber keine Sorge: noch ein paar Stunden, und Du hältst die Antwort darauf in den Armen!

Die Abstände zwischen den Wehen werden immer kürzer und die Wehen selbst immer heftiger. Irgendwann wird jemand zu Dir kommen und Dich fragen, ob Du eine PDA möchtest. Also, lass uns, doch noch mal ein bisschen theoretisch, über die Periduralanästhesie sprechen!

Für mich war die PDA der Segen, von dem ich nicht wusste, dass ich ihn benötige. Zu diesem Zeitpunkt war ich seit 30 Stunden wach und brauchte dringend eine Schmerzpause. Grundsätzlich wusste ich, dass hierbei schmerzlindernd wirkende Medikamente in den unteren Rücken verabreicht werden, aber den genauen Ablauf kannte ich nicht. Daher kam eine freundliche Anästhesistin vorbei und hat mich aufgeklärt. Kurz darauf ging es los. Womit ich nicht gerechnet hatte: Es war sehr herausfordernd, auch durch die Wehen hindurch absolut stillzusitzen, was für das Legen des Katheters in den Rücken sehr wichtig ist. Aber irgendwann war auch das geschafft und der Einstich für mich nicht besonders unangenehm – andere Frauen empfinden das aber mitunter anders. Ein paar Minuten später war der Schmerz einfach weg!

Eine PDA bleibt liegen, damit bei Bedarf nachgespritzt werden kann, sobald die Wirkung nachlässt. Wenn Dein Blutdruck normal ist und alles sitzt, kannst Du Dich aber in der Regel trotzdem gut und frei bewegen. Die Wehen spürst Du noch als Druckgefühl im Bauch, aber die Schmerzen lassen stark nach, was Deinem Körper die Gelegenheit verschafft, sich auszuruhen und ggf. etwas Schlaf nachzuholen. Ich habe das als regelrechte Erlösung empfunden und bei mir folgten ein paar wirklich schöne, entspannte Stunden im Kreißsaal.

Einige Bedenken und Ängste bleiben bei vielen Frauen zu diesem Thema aber, die hier noch Erwähnung finden sollen. Bei etwa 1-3 % der Frauen wird die Rückenmarkshaut verletzt, was in starken Kopfschmerzen münden kann. Außerdem fällt bei einigen Mamas kurz nach Setzen der PDA der Blutdruck kurzfristig ab, sodass ihnen schummerig wird. Deswegen wirst Du zusammen mit einer PDA auch Flüssigkeit angehängt bekommen und Dein Blutdruck wird kontrolliert.

Unter einer PDA kann es zu einer Verlängerung der Geburtsdauer kommen und es kann sein, dass Dir Oxytocin verabreicht werden muss, um die Wehentätigkeit wieder etwas anzuregen. Allerdings gibt es auch mehrere Studien, die darauf hinweisen, dass das Risiko schwerer Komplikationen unter einer PDA geringer ausfällt, insbesondere bei Erstgebärenden.

Wenn es darum geht, wann es sinnvoll ist, die PDA zu bekommen, sprichst Du am besten mit den betreuenden Hebammen im Kreißsaal. Ob es wirklich Sinn ergibt, drei Sekunden vor der letzten Presswehe noch eine PDA zu setzen und damit den Prozess aufzuhalten, sei mal dahingestellt – aber wenn Du ganz dringend eine Pause benötigst, sag es!

Noch eine Sache, die ich gern vorher gewusst hätte: Möglicherweise wird Deine Blase mit Katheter entleert werden müssen, weil Dein Geburtsteam es nicht für sicher genug hält, Dich zum Klo wanken zu lassen. Aber das ist Dir in diesem Moment auch egal.

So! Die PDA liegt oder auch nicht und Du verbringst die Stunden bis zur Muttermundöffnung von 10 cm im Kreißbett und wartest. Unterhältst Dich. Veratmest möglicherweise Wehen. Bettelst darum, dass die PDA noch einmal aufgezogen wird. Erbrichst Dich vielleicht hin und wieder – das geschieht oft im Rahmen der Übergangsphase.

In dieser Phase bis zur vollständigen Muttermundöffnung wirst Du möglicherweise ankündigen, jetzt diesen Vorgang abbrechen und nach Hause gehen zu wollen. Vorher hattest Du Dich vermutlich eingegrooved auf den Wechsel zwischen Wehen und Wehenpausen und nun kommt Dein Körper plötzlich mit sehr starken und ziemlich unregelmäßigen Wehen um die Ecke. (An dieser Stelle habe ich wie ein Junkie nach mehr Schmerzmitteln gebettelt und sie auch bekommen, was sich im Nachhinein als mittelkluge Entscheidung herausstellte. Auf die Übergangsphase folgt nämlich die Austreibungsphase und dann heißt es – pressen. Das geht mit frisch aufgespritzter PDA aber nur ziemlich unkoordiniert.)

Auch Übelkeit, Zittern und ein allgemeines Gefühl der Erschöpfung können sich breit machen und tragen allgemein dazu bei, dass Du diese Phase der Geburt vermutlich als die anstrengendste empfinden wirst. Die gute Nachricht ist: sie ist recht schnell vorbei! Yay!

Die Austreibungsperiode, die sich anschließt, wird von vielen Frauen als angenehmer empfunden, weil man durch das Pressen das Gefühl bekommt, dass einem die Geburt nicht einfach „passiert", sondern dass man selbst viel zum Geburtsvorgang beitragen kann. Aber auch hier gaukeln einem mediale Darstellungen gerne vor, dass das Baby nach zwei Presswehen da ist. Gerade für Erstgebärende stimmt das aber nicht; die Pressphase dauert hier meist zwischen 30 und 60 Minuten. Hör auf Deinen Körper! Er wird Dir unmissverständlich mitteilen, dass es Zeit ist zu pressen. Vielleicht hast Du auch das Gefühl, dass Du jetzt unbedingt vorher nochmal auf die Toilette musst – Überraschung! Das ist eine Presswehe. Bei der zweiten Geburt hatte ich keine PDA und habe ungefiltert gemerkt, was für eine unglaubliche „force of nature" dieses Pressbedürfnis ist: Du kannst Dich dem einfach nicht widersetzen. Jetzt hast Du es fast geschafft: Stück für Stück arbeitet sich Dein Baby weiter durch den Geburtskanal und bald kannst Du sein Köpfchen tasten. Dann wird es für Dich ganz real: Gleich ist der lebensverändernde Moment der Geburt da.

Es gibt natürlich noch einige „hätte ich gerne vorher gewusst"-Aspekte bei all dem. Dazu gehört alles, was Dich vermutlich schon vor der Geburt beschäftigt: Schmerzen, Schreien, Scham und Motivation.

Schmerzen gehören zur Geburt dazu und jeder, der Dir eine komplett schmerzfreie Geburt verspricht, lügt oder will Dir etwas verkaufen. Natürlich sind Schmerzen höchst subjektiv und während die eine Frau nach der Geburt ankündigt, dass sie das nächsten Mittwoch wieder machen könnte, bittet die andere Frau direkt danach ihren Mann darum, sie daran zu erinnern, so etwas auf keinen Fall wiederholen zu wollen (so geschehen bei mir. Meine zweite Tochter liegt neben mir, während ich das hier schreibe). Zum einen gibt es aber Maßnahmen, die hier Abhilfe schaffen können, wie die PDA und andere schmerzlindernde Maßnahmen, zum anderen ist die Geburt auch irgendwann vorbei und zumindest für mich hat dieser Moment alles wieder wett gemacht. Aber ja: Es tut weh. Panik musst Du davor aber nicht haben! Für mich war es hilfreich, mit einem beobachtenden, aber nicht bewertenden Mindset an die Sache heranzugehen. Ein „okay, das mache ich also jetzt" hat mir geholfen, den Moment zu nehmen, wie er kommt. Das geht natürlich nicht die ganze Zeit. Auch wenn Du Dir 3628 Hypnobirthing-Mantras und -Atemtechniken beibringst, werden Zeiten kommen, in denen Dein Körper mit dieser fundamentalsten aller Anstrengungen beschäftigt ist und Du einfach mitmachst. Und dafür kannst Du Dir jetzt schon mal auf die Schulter klopfen.

Das bringt uns auch schon zum nächsten Thema: Schreien. Ich erinnere mich noch an meine Arroganz bei der Ankunft im Kreißsaal, als nebenan eine Frau wirklich sehr laut tönte und ich mir dachte: „So werde ich mich sicher nicht anstellen!" Zwölf Stunden später brüllte ich den Kreißsaal zusammen und entgegnete meinem Mann auf sein sehr gut gemeintes „Du schaffst das!" recht laut: „NEIN, ICH SCHAFF DAS NICHT!" Was falsch war. Wusste ich aber zu diesem Zeitpunkt nicht. Was ich auch nicht wusste: während das Vor-mich-hin-Tönen während der Eröffnungsphase es mir irgendwie leichter machte, auf den Wehen „mitzureiten", raubte mir das enthemmte Brüllen während der Austreibungsphase die Kraft, die ich eigentlich zum Pressen gebraucht hätte. Die fantastische Hebamme, die meine Austreibungsphase betreute, wies mich an, einmal nicht zu schreien und die Energie aufs Pressen zu verwenden. Zwei Presswehen später war meine Tochter da. Außerdem hat sie mich unablässig lautstark angefeuert. Das hat auch sehr geholfen – bei der zweiten Geburt habe ich der betreuenden Hebamme sofort zu Beginn mitgeteilt, dass ich lautes Anfeuern brauche, und das hat sie glücklicherweise auch perfekt umgesetzt.

„Ich werde vor Scham sterben, wenn ich unter der Geburt Stuhlgang habe!" – kommt Dir dieser Gedanke bekannt vor? Bestimmt. Aber hier habe ich gute Nachrichten für Dich: Dein Schamgefühl macht Urlaub, während Du im Kreißsaal bist. Mit jeder Stunde und jeder Wehe noch mehr. Deine Begleitung hält Deine Hand, während Deine Blase mittels Katheter vor Euer beider Augen entleert wird? Egal. Du robbst im Nachthemd, das auf halb Acht hängt, ohne Unterhose unkoordiniert quer übers Kreißbett? Egal. Du schreist milde beleidigende Dinge durch den Raum? Egal. Der Stuhlgang unter der Geburt ist da keine Ausnahme. Ich habe einmal eine sehr plastische Beschreibung einer Frau auf Instagram gesehen, die ihren Erfahrungsbericht äußerte:

(••) Jane Doe

Kurz hatte ich den Gedanken "Ach Gott, jetzt muss ich aber" und dann kam schon die nächste Presswehe und ich dachte mir "Scheiß drauf, dann scheiß ich eben hier hin."

Außerdem entsorgt die Hebamme Deine Ausscheidungen nicht nur so diskret, dass niemand etwas davon mitbekommt – sie wird es auch als gutes Zeichen werten, dass Dein Baby nach unten rutscht und auf den Enddarm drückt, der in direkter Nachbarschaft zum Geburtskanal liegt. Es ist *wirklich* nicht mal halb so wild wie in Deiner Vorstellung.

Weiter geht es mit dem Showdown! Du spürst das Köpfchen selbst schon so langsam; die Hebamme kann Dir vielleicht sogar schon Details zur Frisur Deines Kindes mitteilen. Vielleicht möchtest Du das Köpfchen selbst tasten. Vielleicht möchtest Du Dich aber auch nur aufs Pressen konzentrieren. Ich war selbst überrascht davon, wie sehr ich einfach nur bei mir sein wollte. Kein Gestreicheltwerden, kein Köpfchentasten, kein Gesäusel. Dir kann es natürlich ganz anders gehen und Du wirst genau spüren, was Du brauchst. Sag das klar und deutlich, es geht jetzt nur noch um Dich und Dein Baby. Irgendwann merkst Du dann, dass das Köpfchen kommt und die Gewebsdehnung tut zwar schon irgendwie weh, aber das spielt in diesem Moment vermutlich gar keine Rolle mehr. Möglicherweise gibt es einen Augenblick zwischen den Presswehen, in dem nur der Kopf des Babys schon die Außenwelt erblickt; das fühlt sich interessant an und vielleicht bereitest Du Deine Geburtsbegleitung auch schon einmal seelisch auf diesen Anblick vor. Mit einer letzten Presswehe habt ihr es dann geschafft: Dein kleines und doch so großes Wunder ist da! Und... es schreit! Woohoo!

Bevor wir uns jetzt dem komplett lebensverändernden Moment Eurer ersten Begegnung widmen, will ich aber doch noch ein paar Worte zum Thema Kaiserschnitt sagen, weil es irgendwo auf diesem Weg natürlich passieren kann, dass er erforderlich wird. Jetzt kommt ein kleines Geheimnis: Vor meiner ersten Geburt habe ich jeden Tag überlegt, ob ich mich um einen Wunschkaiserschnitt bemühe. Alle fünf Minuten während der Wehen habe ich gehofft, dass mir jemand vorschlägt, in den OP zu rollen – und ich hätte ja gesagt. Letztlich hatte ich das Glück, spontan entbinden zu dürfen und auch, wenn ich diesen Vorgang hier so feiere, soll das die Geburt via Sectio nicht im Allergeringsten entwerten. Ich kenne einige Frauen, die nach einem Kaiserschnitt das Gefühl hatten, es nicht „geschafft" zu haben und ich verstehe auch sehr die Traurigkeit darüber, nicht die Geburt durchlebt zu haben, die man sich gewünscht hat. Aber Mamas, die ihr Kind mittels Kaiserschnitts auf die Welt bringen, lassen sich den Bauch aufschneiden, durch sieben Schichten Gewebe hindurch und nehmen weitere Schmerzen im Wochenbett auf sich, weil sie alles für ihr Baby und dessen sichere Ankunft auf dieser Erde tun. Das ist genauso badass wie die spontane Geburt, der Körper hat genauso alles gegeben und ist an seine alleräußersten Grenzen gegangen.

Und egal auf welche Weise ihr das alles hinter euch gebracht habt: Jetzt steht Eure erste Begegnung an. Ich kann Dir nicht voraussagen, wie es sich für Dich anfühlen wird, denn jede Frau nimmt diesen Moment anders wahr. Von „ach, das ist ja verrückt, ein Baby!" bis „Das ist der erfüllendste Moment meiner gesamten Existenz!" dürfte so ziemlich alles dabei sein, natürlich auch abhängig von der körperlichen und psychischen Verfassung der Mama.

Ich kann Dir aber sagen, wie es sich für mich angefühlt hat: Die körperliche Sensation der Geburt werde ich nie vergessen. Das ist für immer in mein Gehirn eingebrannt. Genau wie der Moment, in dem ich meine Tochter selbst vom Handtuch aufnehmen durfte und mir auf die Brust gelegt habe: dieses Gefühl, meine ersten Worte an sie, der erste Blick in ihre Augen, ihre surreal zarte Haut, ihre Stimme. Ich hatte keinerlei Vorstellung davon, wie sie aussehen würde, und war trotzdem überrascht. Ich habe, glaube ich, nicht richtig verstanden, was da gerade passiert ist. Ich war nur unendlich glücklich, erleichtert und gespannt darauf, mich mit diesem komplett neuen Menschen, der in mir gewohnt hat und den ich trotzdem noch nicht kannte, vertraut zu machen. Bei meiner zweiten Tochter ging es mir ganz genauso. Da die Geburt wirklich erheblich schneller ging – ich war 40 Minuten im Kreißsaal bis zur vollendeten Geburt – war bei ihr das Bewusstsein, dass sie gerade noch in meinem Bauch war, ausgeprägter: Eben hatte ich ihre Bewegungen noch *in* meinem Bauch gespürt, und jetzt spürte ich genau diese Bewegungen *auf* meinem Bauch. Auch bei ihr war ich völlig überrascht von ihrem Aussehen und ihrer Babyhaut, auch ihr habe ich Liebesbekundungen zugeflüstert, auch ihren kleinen Krächzereien habe ich verliebt gelauscht und auch bei ihr war mir klar, dass das, was gerade geschehen ist, das Fundamentalste ist, was mir in meinem Leben je passieren wird. Es waren Augenblicke, deren Tragweite und Tiefe ich mir vor meinem Mama-Dasein nicht einmal ansatzweise vorstellen konnte. Dafür hatte sich alles gelohnt und dafür würde ich wieder und wieder alles durchleben und durchleiden: Diese ersten Begegnungen mit meinen Töchtern waren und sind die schönsten Momente meines Lebens.

Mir ist aber auch klar, dass mein Gehirn da evolutionsbedingt einiges verklärt. Wenn ich an die Geburten denke, dann kommt mir als erstes diese magische Phase am Schluss in den Sinn. Aber es gab auch Phasen der absoluten Erschöpfung, der Überforderung, des Sich-ausgeliefert-Fühlens und des gefühlten Stillstands. Ich hätte gern häufig und instinktiv die Geburtsposition gewechselt, konnte es aber nicht, weil es mit dem CTG nicht funktioniert hat. Die PDA-Wirkung ließ bei mir immer ungewöhnlich schnell wieder nach. Die Hände meines Mannes haben stark unter meinem Zupackdrang gelitten und die Realisation, dass ich da jetzt durchmuss und es keinen easy way out gibt, hat mich stellenweise an den Rand der Verzweiflung gebracht. Ich habe dutzende Geburtsberichte gelesen und fand es immer blöd, wenn jemand gesagt hat: „Ja, das sind die schlimmsten Schmerzen ever, aber am Ende vergisst Du das ganz schnell" – denn bis zum Ende muss man ja trotzdem da durch. Wie sehr ich das aber tatsächlich vergessen habe, wurde mir erst klar, als die Wehen meiner zweiten Geburt richtig eingesetzt haben und mit ihnen die körperliche Erinnerung wiederkam. Also ja, man vergisst viel und ja, der Weg kann sehr holprig sein. Ich persönlich fand aber, dass die Belohnung, meine Kinder im Arm halten zu dürfen, das alles wert war. Ich könnte das noch ungefähr 37 mal machen!

Kapitel 5: Die Geburt – das Nachspiel

Während Du, zusammen mit Deiner Geburtsbegleitung, das neue Leben bewunderst, das ihr gerade auf dieser Erde begrüßt habt, passieren eine Menge Dinge, die aber oft in der Erinnerung irgendwie verschwimmen, weil nichts so interessant ist wie das quiekende und faltige kleine Bündel auf Deiner Brust. Zunächst einmal vergewissert sich das Kreißsaal-Team, dass es Dir und dem Baby gut geht.

Beim Baby wird eine, fünf und zehn Minuten nach der Geburt der „Apgar-Score" ermittelt. Hierfür werden Hautfarbe, Puls, Muskeltonus, Reflexe und Atmung überprüft, um zu sehen, wie gut es sich an das Leben außerhalb der Gebärmutter gewöhnt. Dein Baby kann hier maximal 10 Punkte erhalten. Bei Werten unter 7 Punkten muss eingegriffen werden. Zusätzlich wird Blut aus der Nabelschnur abgenommen und dessen pH ermittelt; das gilt als Maß für die Sauerstoffversorgung des Kindes.

Bei Dir werden Blutdruck, Puls und Temperatur überwacht. Es wird gecheckt, wie viel Blut Du verloren hast und ob es Geburtsverletzungen gibt.

Dein Partner bzw. Deine Partnerin wird gefragt werden, ob er oder sie die Nabelschnur durchtrennen will, nachdem sie auspulsiert hat; hierzu wird sie an zwei Stellen abgeklemmt und dazwischen wird mit einer Schere das überraschend derbe Gewebe durchtrennt.

Und dann gibt es da noch die Nachgeburt: Deine Plazenta löst sich ab und verlässt spätestens nach einer halben Stunde Deinen Körper. Wehen gibt es hier zwar auch, aber nach dem, was Du gerade erlebt hast, kommt Dir das wie ein Spaziergang vor. Dann kannst Du Dir das Organ, das Dein Kind die letzten Monate am Leben erhalten hat, noch einmal betrachten – oder auch nicht.

Schließlich werden, bei Bedarf, Deine Geburtsverletzungen versorgt. Vor dem Nähen wirst Du mit einem kleinen Pieks lokal betäubt, sodass Du davon nicht sonderlich viel mitbekommst.

Es gab einige Dinge, die mich in der Phase nach der Geburt besonders überrascht haben: Da war zum einen das absolut nicht kontrollierbare Zittern, insbesondere der Beine. Das geht sehr vielen Frauen so, hier hilft Wärme und Zeit. Nach spätestens einer Stunde sollte es aufhören. Als besonders unangenehm habe ich das aber auch nicht wahrgenommen, da ich mit Glücklichsein beschäftigt war.

Zum anderen war ich nicht vorbereitet auf das viele Blut. Das ergibt natürlich Sinn; die Ablösung der Plazenta hinterlässt eine riesige Wunde im Uterus und „unterwegs" wird natürlich auch Gewebe verletzt. Sicherlich hilft es, Deine Geburtsbegleitung hierauf schon einmal vorsichtig vorzubereiten – mein Mann war davon ziemlich beeindruckt. So beeindruckt, dass er das Kreißbett danach sogar einmal fotografieren musste, weil es aussah wie ein Schlachtfeld. Selbst habe ich davon gar nicht so viel mitbekommen.

Auch überraschend war für mich das Gefühl der „Leere" im Bauch – als wüssten die Organe gar nicht, was sie mit ihrer neu gewonnenen Freiheit anfangen sollen. Die Gebärmutter bildet sich ab dem Moment der Nachgeburt zurück und dementsprechend wird auch Dein Bauch von der Hebamme tastuntersucht, was sich in diesem Zusammenhang dann eher so mittelschön anfühlt.

All das wird Dir aber vermutlich relativ egal sein, weil ihr gerade im Hormonrausch seid und verliebt und fasziniert Euer kleines Würmchen betrachtet. Der Hautkontakt zwischen euch und dem Baby in den ersten Stunden ist nicht nur wunderschön, sondern auch großartig für das Bonding. Dafür habt ihr auch ordentlich Zeit – mindestens zwei Stunden werden Baby und Mama im

Kreißsaal überwacht. Mir kam das wahnsinnig kurz vor; diese Augenblicke haben sich angefühlt, als seien sie aus der Zeit gefallen.

Währenddessen passieren noch allerhand Dinge: so wird Dein Kind sein Namensbändchen bekommen, ihr werdet nach dem Vornamen gefragt, das Kind wird gewogen, vermessen und äußerlich untersucht; zudem erhält es Vitamin K, um Hirnblutungen vorzubeugen (alles im Rahmen der U1-Untersuchung). Vielleicht werden auch schon Fußabdrücke genommen und die allerersten Fotos gemacht. Du kannst sicherlich eine Hebamme darum bitten, euch als frischgebackene Familie mit Deinem Handy einmal zu fotografieren.

Falls Du stillen möchtest, kannst Du jetzt auch das Baby zum ersten Mal anlegen. Ich hatte mir im Vorfeld nie großartig Gedanken darüber gemacht und war mir sicher, dass es irgendwie funktionieren würde, aber tatsächlich stellte sich recht schnell heraus, dass sowohl meine Tochter als auch ich ein wenig Starthilfe benötigen würden. Dafür ist aber Deine Hebamme da: sie wird Dir erklären und zeigen, wie Dein Kind an Dein Kolostrum, also die Erstmilch, kommt. Zum Thema Stillen gibt es später noch ein eigenes Kapitel, denn da hätte ich definitiv vieles gerne vorher gewusst!

Zum Schluss Deiner Zeit im Kreißsaal wartet noch ein besonderes Schmankerl auf Dich: Dein erster Toilettengang. Lass Dich hierbei unbedingt begleiten, denn möglicherweise macht Dein Kreislauf nicht das, was Du von ihm erwartest. Und auch mit frischen Geburtsverletzungen ist das Unterfangen doch recht weit weg von einer All-Inclusive-Spa-Behandlung: Schwindel, Blut und Brennen sind die nicht so gern gesehenen Begleiter auf diesem kleinen Ausflug. Belohnt wirst Du mit einem schicken Netzhöschen, einer sehr großen Binde und dem Gefühl, dass Dich jetzt wirklich nichts mehr umhauen kann.

Alles erledigt, alle gesund und wohlauf sowie halbwegs sauber? Dann ist es jetzt Zeit für den Umzug auf die Wöchnerinnenstation.

Wenn ihr das wollt und die Kapazitäten des Krankenhauses es hergeben, geht es für euch in ein Familienzimmer. Wir wollten es damals gern und wurden dann damit überrascht, dass keines mehr frei war. Dann heißt es an dieser Stelle meistens Abschied nehmen, und das kann schon mal sehr weh tun. Aber auch diese Situation hat etwas für sich: Du hast jetzt alle Zeit der Welt, Dein Kind kennenzulernen. Ihr könnt euch aneinander gewöhnen, mit dem Stillen beginnen und unendlich viel kuscheln.

In welcher Konstellation ihr ab hier auch weitermacht, nun wird Dein Bett, inklusive Dir und Deinem Mäuslein, auf die Wöchnerinnenstation geschoben („Rooming in") und dort warten ganz neue Herausforderungen.

Zum Schluss kommt jetzt noch der Plottwist, den ich am Anfang des dritten Kapitels angekündigt habe: es kann auch ganz, ganz anders ablaufen. Ich habe das am eigenen Leib erlebt mit zwei Geburten, die unterschiedlicher nicht hätten sein können. Bei meiner zweiten Tochter hatte ich nur eine minimale Latenzphase und habe die Wehen bis ca. zwei Stunden vor der Geburt noch für Übungswehen gehalten. Erst als deren Abstand auf zwei Minuten geschrumpft war, kam ich auf die Idee, dass es jetzt doch mal losgehen könnte und weckte meinen Mann. Während ich den Aufklärungsbogen für die PDA ausfüllte und dabei war, mir mein Nachthemd anzuziehen, gingen plötzlich die Presswehen los, deren Urgewalt alles übertroffen hat, was ich mir je hätte vorstellen können – fünf Minuten später war mein Kind da. Mein Nachthemd hatte es halb über meinen Kopf geschafft und die Playlist haben wir erst nach der Geburt angeschmissen. Trotzdem war auch diese Geburt unendlich schön.

Und dann – das ist leider auch die Realität – gibt es auch Geburten, die nicht so schön verlaufen. Das kann alle möglichen Gründe haben und ich will Dir hier überhaupt keine Angst machen. Wenn Du so etwas nicht lesen willst, spring einfach zum nächsten Kapitel.

Personalmangel ist in nahezu allen Kliniken und auf vielen Geburtsstationen ein immer größer werdendes Problem. Ich hatte sehr viel Glück mit der intensiven Betreuung während beider Geburten, während es auch Frauen gibt, die sich unter der Geburt allein gelassen fühlen. Das ist ganz sicher nicht im Sinne des Kreißsaalteams, denen es auch am liebsten wäre, jeder Mama genau die Geburt zu bescheren, die sie sich vorgestellt hat. Manchmal entschließt sich gefühlt die halbe Stadt auf einmal, ein Baby zu kriegen, und in manchen Nächten ist man die einzige Frau auf dem Flur. Das lässt sich nicht voraussagen.

Hin und wieder kann eine Geburt auch lehrbuchartig ablaufen, sich aber ewig ziehen und der Mama alle Kraft rauben, sodass sie es als traumatisches Erlebnis empfindet, obwohl die Geburtshelferin es als Traumgeburt verbuchen würde. Manchmal kann auch die erste Geburt derart schnell verlaufen, dass es die werdende Mama einfach überrollt und beispielsweise die gewünschte PDA nicht mehr möglich ist, wodurch gefühlt einfach keine Atempause da ist. Vielleicht ist der erste Augenblick mit dem Baby auch kein verklärter Himmelsmoment, weil Du dieses Wesen erst einmal kennenlernen musst und noch ganz erschöpft bist.

Dann wiederum gibt es Frauen, die vielleicht mit Panik in diese Erfahrung gegangen sind, nur um festzustellen, dass sie das alles mit links geschafft haben.

Was ich damit sagen will: Jede Frau, jedes Baby, jede Hebamme, jede Ärztin, jeder Arzt, jeder Kreißsaal, jede Klinik, jeder Tag ist anders und genauso individuell wird auch Dein Geburtserlebnis sein. Es gibt ein paar Konstanten und Grundpfeiler, auf die Du Dich weitestgehend verlassen kannst und jede Menge Überraschungen auf diesem Weg. Auf alles gleichzeitig kannst Du Dich nicht vorbereiten und Angst, Druck und Stress sind keine guten Ratgeber. Es ist ein großes Abenteuer mit vielen Unbekannten und an dessen Ende stehst Du mit Deiner neuen kleinen Familie.

Kapitel 6: Auf Station

„Und was machen wir zwei jetzt?" – diese Frage habe ich mir und meinen beiden Töchtern gestellt, als wir plötzlich ganz allein im Zimmer auf Station lagen. Beide haben mir darauf geantwortet: erstmal nichts. Wir müssen uns von der Geburt erholen, wir schlafen. Und das taten sie dann auch. Stundenlang. Das Gefühl, diese kleinen Wesen unter meinem Nachthemd auf meiner Brust liegen zu haben, den ganz leisen Atemzügen zu lauschen und sich nicht zu trauen, sich zu bewegen, während man selbst nicht einschlafen will, werde ich hoffentlich nie vergessen. Ich war am Ende meiner Kräfte, todmüde, aber selig.

Die Wochenstation ist der Ort, um Dein Baby kennenzulernen und Dir bei Unsicherheiten von den Pflegekräften helfen zu lassen. Nutz das aus und stell so viele Fragen, wie Du kannst! Es kommen so viele Herausforderungen auf Dich zu in den nächsten Wochen, Monaten und Jahren; da solltest Du jede Chance ergreifen, Dir Unterstützung zu holen.

Diese Tage auf der Station haben sich für mich angefühlt, als sei ich zwischen den Welten, und irgendwie stimmt das auch. Dein Körper war gerade wahrscheinlich viele Stunden wach und hat die größtmögliche Leistung erbracht. Du wirst vom Hormonchaos übermannt. Und Du hast plötzlich die Verantwortung für ein völlig hilfloses Lebewesen. Ich habe mich in dieser Situation gar nicht getraut, zu schlafen. Ich wollte immer nachhören, ob meine Tochter atmet. Und wenn mir dann doch mal die Augen zugefallen sind, wollte sie doch an die Brust und hat ohne Unterlass geschrien. Ich hätte so dringend Schlaf gebraucht, es gab aber keine Möglichkeit dazu. Gleichzeitig ist das ganze Leben plötzlich anders, wenngleich auch zunächst in einem „Probesetting". Und immer habe ich fasziniert, verliebt und ungläubig in dieses kleine Gesicht geschaut, am Köpfchen gerochen, die am Kopf festgebackenen Haare gestreichelt, tausend Fotos gemacht.

Falls Du im Familienzimmer bist, kann jetzt vielleicht Dein Partner bzw. Deine Partnerin Euer kleines Würmchen für ein paar Stunden übernehmen, sodass Du schlafen kannst. Wenn es mit dem Familienzimmer nicht geklappt hat und der andere Elternteil nur zu Besuchszeiten da ist, vereinbare mit ihm, dass Du duschen, in Ruhe essen und vor allem schlafen kannst! Und wenn Du gerade dabei bist, schick ihm vor dem Besuch eine Einkaufsliste mit allem, was Dich glücklich macht.

Was weiteren Besuch im Krankenhaus angeht, hör auf Deine allerinnersten Bedürfnisse. Wenn Du Deine Mama sehen willst, lad sie ein. Wenn Du den Großcousin vom besten Freund Deines Onkels sehen möchtest, lad ihn ein. Aber es ist Deine unwiederbringliche erste Zeit mit Deinem Baby und Dein Refugium, um Dich von der Geburt zu erholen. Du musst es mit niemandem teilen und Du musst das vor niemandem rechtfertigen. Wenn es Dir damit gut geht, jemanden um Dich zu haben, leg los – aber wenn Du Deine Ruhe brauchst, musst Du Dich niemandem erklären. Hierzu folgt ein eigenes Kapitel: „Grenzen setzen, Regeln aufstellen".

Doch zurück zu Deinem kleinen Mops: Dein Baby wird in diesen ersten Stunden und Tagen Dinge tun, die Dich überraschen könnten und auf einige davon möchte ich Dich hier schon einmal vorbereiten.

Ganz vorne mit dabei ist das Mekonium, der erste Stuhlgang des Säuglings. Wenn Dein Kind es nicht schon im Fruchtwasser oder im Kreißsaal – idealerweise nicht auf Dir, aber shit happens – ausgeschieden hat, dann wird das gute Zeug vermutlich in einer der ersten Windeln landen. Ich war nicht darauf vorbereitet, wie unfassbar klebrig und zäh diese schwarzgrüne Masse ist. Es ist der

Endgegner für Feuchttücher und ich hatte jedes Mal Angst, dass ich die Haut aufscheuere, weil das Kindspech sich so schwer von ihr löst. Mit zunehmender Muttermilchaufnahme wird der Windelinhalt dann immer gelber und weniger klebrig, aber durch ein paar anstrengende Windeln musst Du durch.

In den ersten etwa drei Monaten ist Dein Kind auch noch stolzer Inhaber bzw. stolze Inhaberin des Moro-Reflexes. Wenn das Baby sich erschreckt, zurück oder nach hinten fällt, streckt es alle viere von sich, spreizt die Finger und öffnet den Mund. Dann werden die Hände wieder vor der Brust zusammengeführt (Fun fact – vermutlich diente der Reflex ursprünglich dazu, sich in Gefahrensituationen im Fell der Mutter festzukrallen).

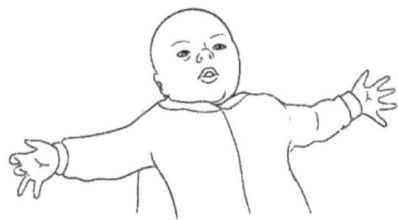

Außerdem kann es sein, dass das Kinn Deines Babys beim Weinen herzzerreißend zittert. Genau wie der Moro-Reflex verliert sich auch das Kinn-Zittern nach kurzer Zeit.

Du wirst wahrscheinlich ebenfalls nicht vorbereitet sein auf die vielen bizarren Atemgeräusche, die Dein Kind insbesondere beim Schlafen macht. Dein Kind hat vor ein paar Stunden erst gelernt, wie es seine Lungen zu benutzen hat! Die Atmung von Neugeborenen ist deutlich schneller und flacher als beim Erwachsenen; sie kann außerdem zuweilen auch ziemlich unregelmäßig und von kurzen Atempausen durchsetzt sein. Dieses Phänomen nennt sich „periodische Atmung" und mehr dazu findest Du im Kapitel „Babys Gesundheit". Außerdem „karcheln" Babys: es sammelt sich Schleim im Hals des Kindes, welches diesen aber nicht wegräuspern kann. Das klingt röchelig, ist aber harmlos. Wenn Dich irgendwas daran stark irritiert, zögere nicht, das Klinikpersonal zu fragen.

Weiter geht's mit den Äuglein: Möglicherweise schaust Du Deinen kleinen Liebling an und stellst fest, dass er oder sie gnadenlos schielt; auch das ist normal! Das Fixieren von Gegenständen oder Personen muss Dein Kind erst noch lernen. Nach einigen Wochen klappt das aber.

Zum Schluss kommt noch mein persönlicher Favorit: der „Newborn Scrunch". Wenn Du Dein Baby hochnimmst, zieht es die Beine an und dreht die Ärmchen zum Körper. Auf Deine Brust gelegt, liegt es da wie ein kleiner Frosch. Das ist ein Überbleibsel aus der beengten Zeit im Bauch und vergeht nach wenigen Wochen wieder. Leider: Es ist das Süßeste auf der ganzen Welt.

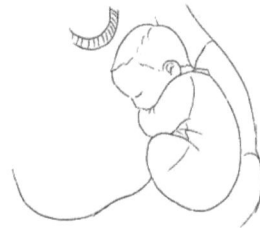

Aber nicht nur der Körper Deines Kindes tut wilde Dinge, sondern auch Dein eigener!

Da wären zum einen die Nachwehen, die insbesondere beim Stillen auftreten. Deine Gebärmutter muss wieder auf ihre Ursprungsgröße schrumpfen, und das tut sie mittels Muskelkontraktionen. Ausgelöst werden diese durch Oxytocin, das beim Stillen ausgestoßen wird. Das ist in den ersten zwei Tagen am schlimmsten und kann durch Schmerzmittel wie Ibuprofen, die auch stillverträglich sind, gut gelindert werden. Hierzu kannst Du das Team auf der Wochenstation befragen.

Zum anderen ist Deine Hormonlandschaft direkt nach der Geburt ganz schön wild. Das Schwangerschaftshormon hCG geht zurück, auch die Sexualhormone Progesteron und Östrogen fallen schnell ab. Dafür werden Oxytocin, das „Bindungshormon", und Prolaktin zur Unterstützung der Muttermilchbildung vermehrt gebildet. Es ist also nichts mehr so, wie es vor der Geburt war und das strengt Deinen Körper und Deine Psyche an.

Außerdem blutest Du noch ziemlich stark. Das liegt daran, dass die Ablösung des Mutterkuchens eine große Wunde mit Geweberesten an der Gebärmutter hinterlassen hat. Der Körper nutzt die Nachwehen und Blutungen, um hier „aufzuräumen". Der Wochenfluss insgesamt kann vier bis sechs Wochen dauern, was viele Frauen dann doch überrascht, und er ändert dabei seine Beschaffenheit deutlich. Während der ersten Tage ist die Blutung sehr stark und es können auch Ansammlungen von geronnenem Blut als „Koagel" abgehen. Falls das zu oft auftritt, informiere hier bitte rechtzeitig Hebamme oder Klinikpersonal. Mehr zum Thema Wochenfluss findest Du im Kapitel „Mamas Gesundheit". Mein heißer Tipp diesbezüglich: nimm Dir keine weißen oder hellgrauen Krankenhausoutfits mit; hier kann es recht schnell zu Verfärbungsunfällen kommen und Du hast weniger Zeit und Muße, das Outfit zu wechseln, als Du jetzt vielleicht noch glaubst.

Womit ich auch absolut nicht gerechnet habe: der viele Schweiß. Ebenfalls hormonell bedingt wirst Du nach der Geburt und im Wochenbett ordentlich schwitzen, und aus irgendeinem Grund riecht der Schweiß deutlich derber als „normal". Auf starke Duftstoffe im Wochenbett solltest Du verzichten; es lohnt sich daher schon im Voraus die Suche nach einem dezent duftenden und sehr effektiven Deo.

Die Toilettengänge auf der Wochenstation sind meist auch kleine Abenteuer für sich. Toilette benutzen, Binde wechseln, alles sauber bekommen in Rekordzeit, weil sonst das Baby schreit und zu allem Überfluss ist alles wund und brennt. Auch hier ein heißer Tipp: Es ist sehr hilfreich, den Urin mit lauwarmem Wasser zu verdünnen, das Du in einer kleinen Kanne oder einem tragbaren Bidet hast, welches Dir wahrscheinlich zur Verfügung gestellt wird.

Zwischen Blut, Schweiß, Tränen, Moro-Reflex und Karcheln dreht sich in den Tagen auf Station auf viel um Eure ersten Stillversuche. Dein Baby ist zurecht sehr interessiert daran, an Dein Kolostrum zu kommen, also die Vormilch, die Dein Körper bereits in der Schwangerschaft gebildet hat. Das Kolostrum ist sehr nährstoffreich, schützt vor der Neugeborenengelbsucht und hilft dem Baby beim Aufbau seines Immunsystems. Außerdem ist es dickflüssig und füllt den winzigen Magen Deines Babys schnell:

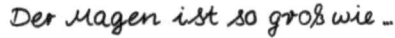

Der Magen ist so groß wie ...

 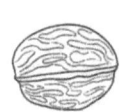 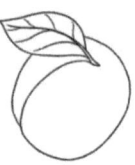 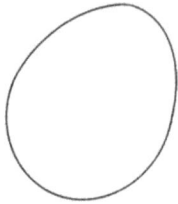

Tag 1:
Eine Kirsche

Tag 3:
Eine Walnuss

Tag 7:
Eine Aprikose

Tag 14:
Ein großes Ei

Dein Baby muss das Stillen genauso lernen wie Du, also sei geduldig und nimm jede Hilfe vom Team auf Station an. Vor Ort sind die Fachfrauen und Fachmänner, die Dich sicher gern dabei unterstützen, Dein Baby korrekt anzulegen und zu prüfen, ob es richtig saugt.

Bis zum Einschuss der Muttermilch in die Brust vergehen noch ein paar Tage und gewöhnlich kommt Dein Kind bis dahin mit Deiner Vormilch aus. Falls das nicht der Fall ist und Dein Kind beispielsweise stärker abnimmt, als es soll, wird das Klinikpersonal mit Dir das weitere Vorgehen besprechen.

Unterdessen fordert Dein Kind wahrscheinlich weiterhin fleißig Milch an: Jedes Anlegen ist ein „Auftrag" in Deinem Muttermilchbestellsystem. Während Dein Baby am ersten Tag nach der Geburt vermutlich noch sehr viel geschlafen hat, kommt es am zweiten Tag bzw. in der zweiten Nacht vermehrt zum so genannten „clusterfeeding": gefühlt hast Du den Spatz gerade von der Brust genommen – und drei Minuten später wird wieder lautstark Nahrung gefordert. Dafür gibt es, vorrangig im englischen

Sprachraum, einen Namen: das „second night syndrome". Das ist kein medizinischer Fachbegriff, beschreibt aber das Erleben vieler Mütter, wenn in der zweiten Nacht im Krankenhaus das Dauerstillen anfängt. Das kann körperlich und auch seelisch sehr fordernd werden. Zum Thema Stillen folgt hier im Buch gleich noch ein eigenes Kapitel.

Wir schließen das Kapitel ab mit ein paar Dingen, die normalerweise noch geschehen, während Du auf der Wöchnerinnenstation liegst.

Zum einen gibt es einige Untersuchungen, die an Dir durchgeführt werden: Temperatur, Puls und Blutdruck werden überwacht; es gibt eine gynäkologische Visite und auch die Physiotherapie schneit gewöhnlich nochmal herein, um mit Dir zu üben, wie Du Deinen Körper wieder an den Normalzustand gewöhnst.

Zum anderen wird auch Dein Baby untersucht: neben täglichen Untersuchungen wie dem Wiegen und der Temperatur wird auch ein Hörscreening durchgeführt, die Sauerstoffsättigung gemessen und mittels Blutabnahme auf bestimmte Stoffwechselerkrankungen getestet. Hierbei wird Fersenblut abgenommen, wobei Dein Baby vermutlich markerschütternd schreien wird. Allerdings sind es sehr schwere Erkrankungen, auf die hier getestet wird; deren frühe Erkennung erleichtert die Therapie immens. Außerdem wird auch der Bilirubinwert des Babys als Marker für die Neugeborenengelbsucht gemessen, das geschieht über die Haut. Diese Gelbsucht ist gemeinhin harmlos – mehr dazu im Kapitel „Babys Gesundheit".

Einige dieser Untersuchungen werden zu einem bestimmten Zeitpunkt, z.B. 24 Stunden nach der Geburt, durchgeführt, weswegen Du möglicherweise mitten in der Nacht dafür aufstehen musst.

Am dritten Lebenstag kann die U2-Untersuchung erfolgen. Dabei wird Dein Baby erstmals ausführlich durch einen Kinderarzt begutachtet und auf Herz und Nieren überprüft. Wenn die U2 durch ist und es Dir und dem Kind gut geht, dürft ihr höchstwahrscheinlich nach Hause.

Auch hier gilt natürlich: das alles ist der best case. Personalmangel macht auch vor Wochenbettstationen nicht Halt und manchmal gibt es dann doch unerwartet Notfälle, sodass nicht immer jemand da ist, wenn Du das Gefühl hast, Unterstützung zu brauchen. Auch der Stress des Stillstarts kann Dir ordentlich zusetzen, vielleicht überfordert Dich diese neue Aufgabe komplett: das ist total legitim. Ich kann Dir nur immer wieder raten, Deine Bedürfnisse zu artikulieren. Wenn Du nicht genau weißt, wie man eine Windel wechselt, melde Dich und lass es Dir zeigen. Wenn Du nicht verstehst, welche Untersuchung jetzt wofür wichtig ist, frag nach. Wenn das Anlegen nicht an beiden Brüsten klappt, lass Dich beraten. Jetzt ist nicht der Zeitpunkt für falsch verstandene Höflichkeit. Du schaffst das!

Übrigens: viele Krankenhäuser kooperieren mit Babyfotografen, die tolle Bilder von Erdenneubürgern anfertigen. Falls nicht ohnehin jemand vorbeikommt, kannst Du auch auf Station nachfragen, ob es so eine Kooperation gibt. Ansonsten bieten viele Neugeborenenfotografen auch Studio-Fotografie an, wenn das im Krankenhaus nicht umsetzbar ist. Aufgrund der abnehmenden Kooperationsbereitschaft der Mäuse mit steigendem Lebensalter lohnt es sich, solche Bilder – solltest Du sie wollen – so früh wie möglich zu machen. Sie kosten allerdings auch eine Stange Geld. Falls so ein Shooting für Dich in Frage kommt, solltest Du noch ein süßes Babyoutfit fürs Shooting auf die Kliniktaschen-Packliste setzen.

Baby gesund, Mama wohlauf, Untersuchungen bestanden, Fotos gemacht: Nun geht es mit dem oder der Kleinen in die Babyschale (aber bitte ohne Jacke, bei Kälte lieber eine Einschlagdecke verwenden – sonst sitzt der Gurt zu locker!) und auf ins nächste Abenteuer, nach Hause!

TEIL 3: NACH DER GEBURT

Kapitel 7: Dein Baby hat Hunger – Stillen & Co

Dein Baby ist zuhause! Der Moment, auf den Du monatelang gewartet hast, ist da. Und irgendwie fühlt es sich an, als bräuchtest Du jetzt einmal eine Pause, nicht wahr? Allzu lang kannst Du die, wenn Du voll stillen möchtest, leider nicht ausdehnen, denn Dein Baby wird schon sehr bald das nächste Mal gefüttert werden wollen. Allein die Erkenntnis, wie abhängig es dahingehend von Dir ist und wie fremdbestimmt Du dadurch bist, kann Dich erstmal ziemlich umhauen. Hierfür gibt es im Anschluss ein eigenes Kapitel – „Mentale Herausforderungen im Wochenbett".

Für mich war Stillen am Anfang derartig anstrengend, dass ich auf dem im Prolog erwähnten Spaziergang meinem Mann ankündigte, nach zwei Wochen abstillen zu wollen. Tatsächlich abgestillt habe ich dann nach 13 Monaten: Irgendwann dazwischen ging der Knoten auf.

Deine Stillreise beginnt im Kreißsaal. Wenn alles gut läuft, zeigt Dir dort die betreuende Hebamme, wie Du Deinen kleinen Schatz anzulegen hast. Ich hatte mich vorher noch nie damit beschäftigt, dass es gute und schlechte Anlegetechniken gibt und dass man sowas überhaupt bedenken muss. Immerhin sucht Dein Baby schon von ganz allein fleißig nach der Milch und weiß auch, dass es saugen muss; allerdings ist noch kein Meister vom Himmel gefallen und das gilt auch für das Stillen und für euch beide. Als meine Hebamme mir nach einigen erfolglosen Versuchen sagte, dass es besser sei, der Kleinen die Brustwarze nicht wie einen Strohhalm anzubieten, sondern möglichst viel von der Brust mit

„anzureichen", sodass die Babylippen kaum mehr sichtbar sind, ging es deutlich besser und war weniger schmerzhaft.

Und das ist auch schon die nächste Überraschung: Am Anfang tut Stillen einfach mal weh. Die Brustwarzen sind diese Dauerbelastung nicht gewöhnt und das Gewebe ist am Anfang ständig überreizt, kann nach ein paar Stunden auch wund werden und bluten. Vielleicht graut es Dir sogar schon vor dem nächsten Anlegen, weil die Brustwarze sich wieder beschwert und die Nachwehen reinhauen. Das ist in den ersten Tagen ganz normal, wenngleich auch nicht so romantisch, wie man sich den Stillstart vielleicht vorgestellt hat. Ebenso kann das Lösen von der Brust anfangs ziemlich wehtun, wenn Du die Brustwarze einfach nur „herausziehst". Idealerweise löst Du vorher das Vakuum, indem Du einen Finger in den Mundwinkel Deines Babys legst.

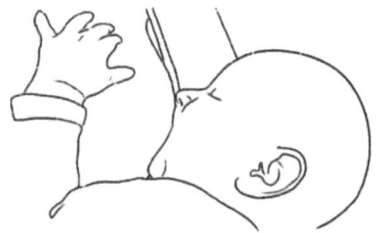 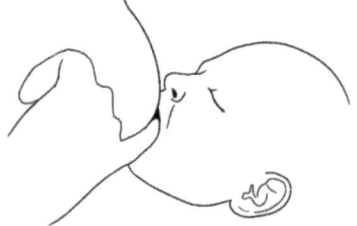

Das Clusterfeeding oder Clustern haben wir ja im vorigen Kapitel schon angesprochen. Davon wusste ich vorher absolut nichts und dementsprechend habe ich mich in den ersten Tagen ständig gefragt, ob meine Tochter nicht genug Muttermilch bekommt: kaum war sie weg von der Brust, wollte sie schon wieder dran. Vor allem abends wollte sie mitunter halbstündlich gefüttert werden. Es gibt mehrere Gründe für das Clustern: Der Magen kann einfach noch nicht so viel Volumen fassen, dementsprechend muss öfter „nachgeladen" werden. Außerdem ist das Saugen, insbesondere nach den fordernden Tagen, die hinter den Kleinen liegen, sehr anstrengend, was kurze Pausen erforderlich machen kann. Vor allem jedoch regt Clusterfeeding die Milchproduktion an: Das Baby bestellt damit Milch für den kommenden Tag vor, weil das beim Stillen ausgeschüttete Hormon Prolaktin seine milchbildende Wirkung über Nacht in Deinem Körper entfalten kann.

Clustern ist irrsinnig anstrengend, vor allem in den ersten Tagen, in denen Du Dich eigentlich nur von der Geburt erholen willst. Viele Frauen sorgen sich in dieser Phase auch, dass die Milchbildung nicht ausreicht und überlegen, zuzufüttern. Dafür ist Clusterfeeding aber kein Zeichen. Wenn Du insgesamt das Gefühl hast, dass Dein Baby nicht genug Muttermilch bekommt, weil es nicht zunimmt oder keine nassen Windeln produziert, solltest Du Dich natürlich an Deine Hebamme oder die betreuende Arztpraxis wenden. Dauerstillen in den Abendstunden ist aber kein Anzeichen für Milchmangel.

Die Milchmenge ist in den ersten Tagen ohnehin ein großes Thema. Du solltest nicht erwarten, dass Du das Mäuschen auf Station anlegst und die Milch direkt literweise fließt. Muss sie aber auch nicht! Am Anfang reicht Deinem Baby das Kolostrum aus – Du hast ja im vorigen Kapitel gesehen, wie winzig der Magen in den ersten Tagen ist. Der Milcheinschuss kommt normalerweise zwei bis fünf Tage nach der Geburt, bei Kaiserschnitten etwas später. Vorher musst Du gar nicht mit überfüllten Brüsten rechnen. Setz Dich da nicht unter Druck und lass Dich auch extern nicht unter Druck setzen – wenn Du den Clusterbedürfnissen Deines Neugeborenen nachgibst, wird die Milch einschießen, wenn Du wieder zuhause bist. Bis dahin kommt Dein Kind mit dem, was Du anbieten kannst, in aller Regel gut aus. Bis zu 10 % seines Körpergewichts „darf" es in den ersten Tagen nach der Geburt verlieren, ohne dass ein Zufüttern erforderlich wird (das Stationsteam wird mit Dir das weitere Vorgehen besprechen, wenn der Gewichtsverlust dieses Maß überschreitet).

Ich war auf der Station so überfordert damit: es kommt nicht großartig Milch, das Kind bettelt die ganze Zeit nach der Brust und jammert und weint zwischendurch. Mittendrin wurde dann noch eine Stillprobe gemacht, die mich komplett verunsichert hat. Bei einer Stillprobe wird das Kind vor und nach dem Stillen gewogen und aus der Differenz die getrunkene Muttermilch ermittelt. Die lag bei mir bei null Gramm. Wie sollte es auch anders sein? Winziger Magen, „nur" Kolostrum und vermutlich eine zu ungenaue Waage. Für mich war klar: Ich kann mein Kind nicht versorgen, gebt mir bitte ein Fläschchen mit Pre-Nahrung!

Das ist genau das Problem mit „random" Stillproben: Die ungenauen Waagen können so kleine Gewichtsänderungen nicht zuverlässig erfassen. Außerdem hat jedes Kind ein unterschiedliches Trinkbedürfnis, sodass generalisierte Aussagen zur Menge der aufgenommenen Muttermilch nicht getroffen werden können. Und zuletzt setzt es die Mutter extrem unter Druck. Am Ende hat man eine Mama, die zufüttert, obwohl sie es nicht müsste. Und dadurch womöglich ein weniger häufig angelegtes Kind. Und dadurch eine tatsächliche Reduktion der Milchmenge. Als ich heimkam, sagte meine Hebamme zu mir, ich soll die Pre-Fläschchen vor mir selbst verstecken: das war eine sehr gute Idee.

Meine Bettnachbarin hat sich selbst derartig gestresst damit, dass sie sofort nach Geburt noch keine Milch hatte, dass sie sich direkt permanent eine Milchpumpe hat anlegen lassen und in den Stillpausen ohne Unterlass gepumpt hat. Das Problem hierbei: Stress ist einer der größten Widersacher des Stillens. Das Adrenalin, das bei Stress im Körper ausgeschüttet wird, hemmt die Ausschüttung von Oxytocin, welches für den Milchspendereflex verantwortlich ist. Und was könnte eine frischgebackene Mama mehr stressen als der Gedanke, das Baby nicht versorgen zu können? Mit dem Wissen um Clusterfeeding, Magengrößen, Milcheinschuss & Co kannst Du jetzt hoffentlich diese Stolperfalle vermeiden.

Das Internet ist voll von Tipps, um die Milchmenge zu erhöhen oder den Milcheinschuss zu beschleunigen. Malzbier, alkoholfreies Bier, Stilltees – die Auswahl ist groß. Für die allermeisten Maßnahmen gibt es keine besonders überzeugende wissenschaftliche Evidenz. Einige sind sogar schädlich: Wie im Einschub zu Teesorten in Kapitel 1 erwähnt, enthält der Stilltee mit Fenchel, Anis und

Kümmel das krebserregende Estragol und wird daher nicht mehr uneingeschränkt empfohlen. Bei Malz- und alkoholfreiem Bier ist darauf zu achten, dass auch die 0,0 % Alkohol deklariert sind, denn sonst können noch geringe Mengen Restalkohols enthalten sein. Immerhin zielen die meisten der Tipps darauf ab, viel zu trinken, was sicher unterstützend wirksam ist; Malzbier ist zudem kalorienreich und päppelt nach der anstrengenden Geburt auf. Der einzig wahre Tipp zur verstärkten Milchbildung und für einen fulminanten Milcheinschuss ist jedoch das häufige Anlegen und gute Entleeren der Brust. Acht bis zwölf Stillkontakte in 24 Stunden sind dafür notwendig.

Das allein klingt schon stressig. Viele Kliniken und/oder Hebammen händigen Mamas daher Tabellen zum Eintragen aus: Wie oft habe ich wie lange angelegt? An welcher Brust? Wie viele nasse Windeln gab es? Wie oft gab es Stuhlgang? „Ich will zwölf dokumentierte Stillkontakte von Dir sehen, wenn ich morgen wiederkomme!" – wie soll einen so etwas denn *nicht* stressen? Ich erinnere mich dran, wie mein Mann und ich in Excel die Stillkontakte der ersten Tage dokumentiert haben, minutengenau und akkurat. Nichts hätte mir die Freude am Stillen mehr rauben können, als mit Schmerzen dazusitzen, Angst um unzureichende Milchmengen zu haben und jede Regung zu protokollieren.

Deswegen habe ich mir das bei meiner zweiten Tochter alles gespart! Keine Stillprobe, keine Excellisten, keine Angst vor dem Clustern, keine Pre-Nahrung. Natürlich habe ich im Blick behalten, dass genug nasse Windeln da waren und sie häufig getrunken hat. Aber ich habe 90 % des Drucks rausgenommen und darauf vertraut, dass mein Körper genügen Kolostrum am Start hat – und der Milcheinschuss schon kommen wird. Es hat fantastisch funktioniert! Ich musste nie auch nur einen Tropfen zufüttern und die Kleine hat fristgerecht (10 bis 14 Tage nach der Entbindung) ihr Geburtsgewicht wieder erreicht.

Apropos Milcheinschuss: dessen Auftritt war am Tag nach der Ankunft zuhause eine eher unangenehme Überraschung. Die

Brüste waren heiß, haben gespannt und wehgetan. Meine Tochter tat sich schwer, die gespannte Brust zu fassen und die herbeigesehnte Entleerung kam so natürlich nicht zustande. Dazu kam der ein oder andere hormonbedingte Nervenzusammenbruch und zack! – da war der „perfect storm". Im Laufe der Stunden und Tage habe ich dann etwa alles ausprobiert, um mir ein wenig Linderung zu verschaffen und mir für den Milcheinschuss bei meiner zweiten Tochter eine kleine „best of"-Liste zusammengestellt, die sich als sehr wirksam erwiesen hat.

Was hilft beim Milcheinschuss?

♦ **Lanolinsalbe:** in den Stillpausen die Brustwarzen eincremen

♦ **Lanolinkompressen**, z.B. Multi MAM, können in den Stillpausen auf der Brustwarze bleiben. Lanolin muss vor dem Stillen nicht abgewaschen werden. Absoluter Gamechanger!

♦ **Thermokompressen**, z.B. von Lansinoh: direkt vor dem Stillen die Brustkompressen erwärmen und das verhärtete Gewebe massieren, direkt nach dem Stillen für etwa 20 Minuten kühlen

♦ Zwischendurch und wenn es zu viel wird, die **Brust ausstreichen**

♦ Vollständiges **Abpumpen** leert die Brust scheinbar erst einmal, hat aber denselben „milch-anfordernden" Effekt wie das Saugen durch das Baby. Lieber nicht!

♦ **Still-BH und Stilleinlagen** helfen für schnellen Zugriff und fleckenarme Shirts

♦ **Nimm Dir Zeit** und mach es Dir gemütlich: vielleicht hat Dein Baby Probleme, die gespannte Brust zu fassen und braucht lange zum Entleeren. Da helfen nur Geduld, viele Kissen im Rücken und eine gemütliche Sitzposition

♦ **Unterstützung**: lass Dir Essen oder Trinken beim Stillen anreichen und gönn Dir danach eine Pause

Wenn wir gerade dabei sind: schmerzende Brüste kann es auch beim Milchstau geben. Ein Milchstau trifft vor allem Mamas in den ersten Stillmonaten und die Ursachen dafür sind vielfältig: z.B. ein zu enger BH, zu lange Stillpausen oder unzureichende Entleerung. Am Anfang kann sich das ein bisschen anfühlen wie ein „blauer Fleck" auf der Brust. Die Brust wird druckempfindlich, tut weh, die betroffene Stelle ist verhärtet und warm. Dazu kann ein Gefühl allgemeinen Unwohlseins kommen. Auch hier hilft Wärme vor dem Stillen und Kühlung danach, außerdem solltest Du Dein Baby jetzt häufig anlegen, am besten mit dem Kinn zur schmerzenden Stelle, sodass diese durch die Trinkbewegungen massiert wird. Wenn das nicht klappt, kannst Du selbst beim Stillen die Schwellung zur Brustwarze hin massieren. Falls sich die Symptome nach einem Tag mit diesen Maßnahmen nicht bessern, solltest Du Deine Hebamme oder frauenärztliche Praxis kontaktieren, damit daraus keine (bakterielle) Brustentzündung, eine sogenannte Mastitis, wird, die sich durch Fieber mit Schüttelfrost und eine allgemeine starke Herabsetzung des Wohlbefindens äußert. Hier kann dann auch eine Therapie mit Antibiotika notwendig werden. Bei den ersten Anzeichen hierfür solltest Du professionelle Hilfe in Anspruch nehmen!

Vorbeugen kannst Du mit häufigem Anlegen, Vermeidung von Stress (haha, ja, ich weiß) und einem Wechsel der Stillpositionen. Mit denen werden wir uns jetzt noch ein bisschen befassen, denn es gibt tatsächlich nicht nur die klassische Wiegehaltung! Genau genommen ist die gar nicht so anfängerfreundlich. Ich zeige Dir hier meine vier „Lieblingspositionen", die mich erfolgreich durch beide Stillperioden gebracht haben.

Gerade am Anfang ist die zurückgelehnte Stillhaltung, bei der Dein Baby bäuchlings auf Deinem Bauch liegt und Du Dich zurücklehnst, super. Du kannst das Kind mit Deinen Armen stützen. In dieser Position kann Dein Baby die Brustwarze selbst suchen. Auch super bei sehr starkem Milchspendereflex!

Die Fußballerhaltung war für mich der Gamechanger: hierbei liegt das Baby unter Deinem Arm und greift die Brust von „außen".

Falls Dein Baby eine Vorliebe für eine Seite hat, probiere ruhig einmal die Fußballerhaltung auf der nicht präferierten Seite.

Liegendes Stillen erfordert ein bisschen Übung, ist aber der Schlüssel für stressärmere Nächte, wenn Du fürs Stillen das Bett nicht verlassen und nur zum Beistellbett robben musst. Gegebenenfalls braucht Dein Baby etwas Unterstützung im Rücken.

Zum Schluss kommt noch die Wiegehaltung, bei der das Baby Bauch an Bauch mit Dir auf Deinem Unterarm liegt. Den Kopf stützt Du mit Deiner Armbeuge.

Allen gemein ist: der Bauch zeigt immer zur Mama!

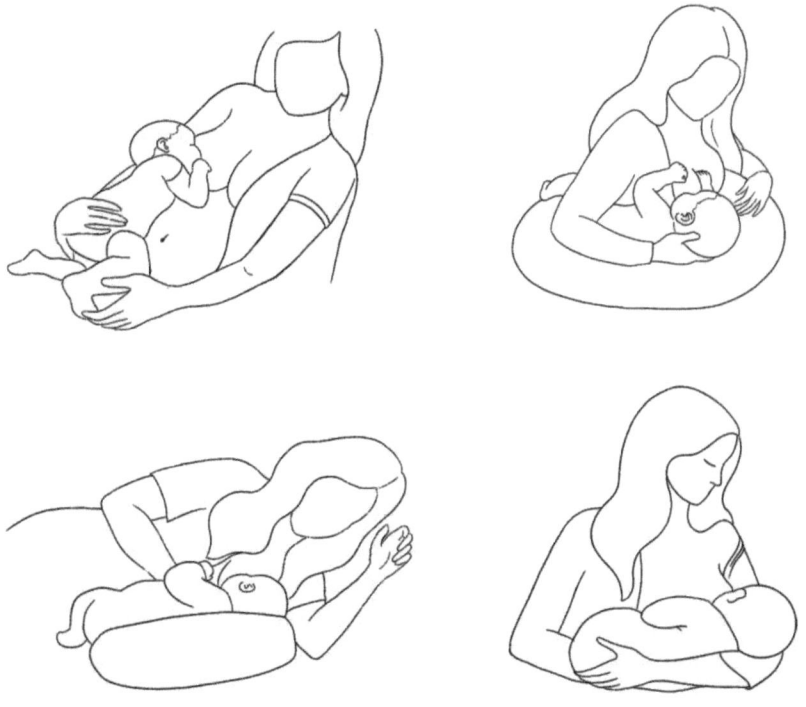

Generell gilt: Bring das Baby zur Brust und nicht die Brust zum Baby. Und, wie schon am Anfang gesagt: Die Brustwarze ist kein Strohhalm. Es sollte möglichst viel vom Warzenhof in den weit geöffneten Babymund befördert werden, sodass die Lippen kaum sichtbar sind.

Du merkst, dass Dein Baby richtig trinkt, wenn Kinn und Schläfe sich bewegen. An der Brustwarze hat Dein Kind mehrere „Modi": Zu Beginn des Stillens nuckelt es schnell. Das nennt sich „nicht-nutritives Saugen" und dient erst einmal dazu, den Milchspendereflex auszulösen, ist also mehr ein Anfordern. Nach einiger Zeit kommen dann langsamere, tiefere Züge, das „nutritive Saugen", bei dem tatsächlich nennenswerte Mengen Milch getrunken werden. Die beiden Phasen wechseln sich immer wieder ab, so reguliert das Baby selbst die Milchaufnahme. Stillen ist für ein Baby nicht nur Nahrungsaufnahme, sondern auch Nähe, Kuscheln und Trost: so kann das nicht-nutritive Stillen zum Beispiel auch beim abendlichen „Dauernuckeln" vorkommen. Das findet Dein Kind großartig, Deine Brustwarzen und Du vielleicht eher mittelgut.

Wir sprechen hier ja über Dinge, die man gerne vorher gewusst hätte und die mich als Erstlingsmama überrascht haben. Von solchen Phänomenen gibt es beim Stillen einige, die wir uns jetzt noch einmal ansehen.

Saugbläschen: auf der Oberlippe des Babys können sich durch das „Andocken" und Saugen zentral Bläschen bilden, die sich ggf. sogar schälen. Das entsteht durch ein (etwas zu) hohes Vakuum beim Saugen, das mit den Lippen gehalten wird. Es tut Deinem Baby aber nicht weh. Sehr viele gestillte Kinder haben das anfangs! In seltenen Fällen kann das ein Zeichen für ein verkürztes Zungenbändchen sein – falls Du dahingehend einen Verdacht hast, wende Dich an Deine Hebamme oder eine Stillberatung.

Milchbläschen auf der Brust: Milchbläschen sind weiße Bläschen auf der Brustwarze, bei denen ein Milchgang mit einer dünnen Hautschicht überwachsen ist. Das kann gut wehtun, weil das Häutchen die Milch zurückhält. Falls das Bläschen nicht von allein beim Stillen platzt, kannst Du vor der Milchmahlzeit eine warme und feuchte Kompresse auf die Brustwarze legen. Wenn das alles nichts bringt, kann Deine Hebamme oder Deine Frauenärztin bzw. Dein Frauenarzt die Blase steril aufstechen.

Starker Durst: wenn Du Dein Kind anlegst, kann es passieren, dass Du schlagartig stärksten Durst empfindest. Das liegt am Oxytocin, das beim Stillen ausgestoßen wird. Ein Glas Wasser neben dem Stillkissen ist immer eine gute Idee.

Unerwarteter Milchspendereflex: der Milchspendereflex, also der Mechanismus, mit dem die Milch aus den Brustdrüsen zur Brustwarze transportiert wird, macht sich zum Beispiel als Ziehen oder Wärmegefühl bemerkbar. Er kann ausgelöst werden durch das Saugen des Babys an Deiner Brust – aber auch durch den Gedanken an Dein Mäuslein oder sein bzw. ihr Schreien! Plötzlich hast Du Flecken auf dem Shirt. Der Milchspendereflex kann auch unerwartet stark ausfallen, sodass Dein Kind sich oft verschluckt. Bei einigen Frauen kann er sogar von sehr negativen Gefühlen begleitet sein. Das Phänomen heißt „DMER" („Dysphoric Milk Ejection Reflex") und kann für die betroffenen Mamas sehr belastend werden. In solchen Fällen solltest Du Deine Hebamme oder eine Stillberatung konsultieren.

Bis jetzt habe ich nur darüber berichtet, wie es läuft, wenn es (irgendwie) läuft. Es kann aber auch sein, dass es gar nicht läuft. Das kann an tausend Dingen liegen, die ich hier gar nicht alle anführen kann. Allen gemein ist, dass sie Frauen, die unbedingt stillen wollen, sehr belasten. Stillen ist toll und Muttermilch ist ein fantastisches Nahrungsmittel für Babys, deswegen planen auch so viele Frauen, voll zu stillen. Für einige stellt sich, am Anfang oder im Laufe der Zeit, jedoch heraus, dass es nicht so funktioniert, wie sie sich das vorgestellt haben. Aber wie schon im Prolog erwähnt, entscheidet nicht der Fütterungsmodus darüber, wer eine gute Mama ist und wer nicht. Vielleicht klappt es bei Dir nicht auf Anhieb und das frustriert Dich. Vielleicht willst Du auch gar nicht stillen, weil Du nach neun Monaten Schwangerschaft Deinen Körper wieder für Dich haben willst. Vielleicht gefällt Dir der Vorgang des Stillens einfach nicht und Du möchtest nur abpumpen.

Vielleicht darfst oder kannst Du aufgrund nicht stillfreundlicher Medikamente oder aus medizinischen Gründen gar nicht stillen. Vielleicht bist Du so gestresst, dass die Milch nicht so recht fließt. Nichts davon – und das ist eine Angst vieler Mamas – wird Dich davon abhalten, eine tiefe und innige Bindung mit Deinem Baby aufzubauen. Im Gegenteil: Dein Kind profitiert auch davon, eine entspannte Mama zu haben, die sich sicher ist, dass ihr Kind die Nahrung bekommt, die es braucht. Das geht auch mit Fläschchenfütterung bzw. alternativen Fütterungssystemen. Wichtig ist hierbei einfach, dass Du präsent bist, Körper- bzw. Hautkontakt anbietest und die Milchmahlzeit innig und bedürfnisorientiert gestaltest.

Du kannst Deinem Kind Pre-Nahrung oder abgepumpte Muttermilch auf viele verschiedene Weisen anbieten. Es gibt natürlich ganz klassisch das Fläschchen, aber auch Fütterungssysteme mit einem Schlauch, der an der Brustwarze oder Deinem Finger angebracht wird. Die Liste ist lang; hierzu kannst Du Dich am besten an Deine Hebamme oder eine Stillberatung wenden.

Vielleicht möchtest Du auch nur zufüttern und trotzdem weiterstillen, Brusthütchen benutzen oder einen Schnuller einführen und hast Angst vor einer Saugverwirrung? Gibt es die Neigung zu Allergien bei euch Eltern und Du fragst Dich, ob sich das auf Deine Ernährung als Stillende auswirkt oder Du jetzt nur Spezialnahrung wie hypoallergene Pre-Nahrung füttern darfst? Hast Du Bedenken, dass Nahrungsmittel in die Muttermilch übergehen und Geschmack und Verdaubarkeit Deiner Muttermilch verändern? Zu all diesen Themen kann Dich eine zertifizierte Stillberatung ganz hervorragend informieren und ich lege Dir wärmstens ans Herz, Dich dort zu melden. Anlaufstellen sind zum Beispiel „LLL" (La Lèche Liga) oder „AFS" (Arbeitsgemeinschaft freier Stillgruppen). Die Beratungen werden oft von den Krankenkassen erstattet.

Stillen kann für Mamas im Wochenbett eine enorme Stressquelle sein, die sie Tag und Nacht beschäftigt. Den Grundstein für eine gute Stillbeziehung zu legen (oder festzustellen, dass es anders gehen muss), ist ein hartes Stück Arbeit. Aber eines kannst Du Dir vor Augen halten: Wenn es einmal läuft, kann es wunderschön sein. Die Brustwarzen werden nicht für immer weh tun. Und viele Frauen werden beim Anlegen von Oxytocin-getriggerten Glücksgefühlen durchströmt (Oxytocin wird übrigens auch beim Skin-to-Skin-Kuscheln freigesetzt, was Du bei einer Fläschchenmahlzeit umsetzen kannst). Es gibt also sehr helles Licht am Ende des Tunnels.

Egal, ob Du abwechselnd ein Baby und eine Lanolinkompresse an der Brustwarze hast, nachts um drei Uhr Fläschchen auf Trinktemperatur bringst oder beim Abpumpen aus verzweifelter Langeweile Gerichts-TV-Shows guckst: Du rockst, Du ernährst Dein Baby und der kleine Wonneproppen wird es Dir mit einem speckigen Grinsen danken.

Kapitel 8: Mentale Herausforderungen im Wochenbett

Dieses Kapitel ist der Grund, warum ich das Buch, das Du in den Händen hältst, überhaupt geschrieben habe. Nichts hat mich auf die Härte vorbereitet, mit der mich das (frühe) Wochenbett getroffen hat – und Dir soll es nach Möglichkeit nicht so gehen. Das heißt nicht, dass das Wochenbett ausnahmslos schrecklich ist, im Gegenteil: hier lernst Du Dein Kind kennen und diese ersten Wochen haben eine ganz eigene Magie. Aber es gibt ein paar Herausforderungen, auf die einen kaum jemand so richtig vorbereitet und auf die man sich besser einstellen kann, wenn man ungefähr erahnt, worauf es ankommt. Dass das funktioniert, habe ich daran gemerkt, dass es bei meiner zweiten Tochter nicht mal ansatzweise so heftig war wie nach der ersten Geburt.

Ich erinnere mich noch gut an etwas, das mir bei einem Telefonat im Krankenhaus gesagt wurde: „Ich freue mich für Dich, dass Du jetzt so glücklich bist. Es kann aber sein, dass Du in ein kleines Loch fällst, sobald Du zuhause bist." Das konnte ich mir noch gar nicht vorstellen. Ich war ja völlig im Hormon-High und vollends glücklich damit, mir den kleinen Knirps stundenlang anzuschauen. Wie soll ich damit je etwas anderes als superglücklich sein? Die U2 konnte ich kaum erwarten und als ich danach meinen Mann anrufen durfte, damit er uns abholen kommt, war meine Vorfreude kaum in Worte zu fassen. Wir fuhren nach Hause und mein Mann hatte mir einen Teller mit allem vorbereitet, was ich während der Schwangerschaft nicht essen durfte. Ich setzte mich an den Tisch, legte ihm das Baby in den Arm, futterte den Teller leer und… alles in mir schrie, dass ich meinem Mann das Baby wieder abnehmen wollte. Dabei war es im Krankenhaus nie so gewesen und ich freute mich eigentlich auch, dass er mit der Kleinen gleich „losbonden" konnte. Aber plötzlich hatten wir den geschützten Raum in der Klinik verlassen und ich hatte das starke Gefühl, dass nur ich weiß, was meine Tochter wirklich braucht. Zum allerersten Mal in unserer Beziehung *stand jemand zwischen uns.*

Plötzlich kam mir auch alles so riesig vor. Ich hatte tagelang nur in dieses winzige Gesicht gestarrt und meinen Fokus darauf ausgerichtet. Unser Hund war auf einmal bedrohlich groß geworden. Das erwachsene Gesicht meines Mannes war kolossal. Das Haus sah irgendwie anders aus. Fühlte sich anders an. Und keiner von uns wusste so richtig, was wir jetzt tun sollen.

Unsere Tochter schlief viel und wenn sie wach war, hatte sie Hunger. Viel Hunger. Clusterfeeding-Hunger. Und das, obwohl mir noch alles weh tat beim Stillen. Ich lief durch das Haus und stellte fest: es gibt mich gerade nicht mehr ohne sie. Morgens, mittags, abends, nachts – ohne uns kann meine Tochter nicht überleben. Dabei kenne ich sie noch nicht einmal richtig. Ich hatte nur diesen alles übersteigenden Beschützerinstinkt ihr gegenüber – sogar vor meinem eigenen Mann. Als uns dann unsere Hebamme kurz nach ihrem ersten Besuch mitteilte, dass sie gerade positiv auf Covid getestet wurde, bin ich komplett zusammengebrochen. Auf all das war ich null vorbereitet. Ich dachte, ich komme nach Hause, weiß, was zu tun ist und alles ist eitel Sonnenschein. Pustekuchen!

Das ist natürlich nur mein Erfahrungsbericht und Dir muss es nicht so gehen. Im Austausch mit vielen Mamas habe ich aber festgestellt, dass sich oft zumindest einige Aspekte decken. Deswegen habe ich es mir zur Angewohnheit gemacht, frischgebackenen Müttern, die mir nahestehen, nach einer Woche mal zu schreiben und sie zu fragen, wie es sich anfühlt, eine Woche Mama zu sein. Und anzubieten, zuzuhören. Meistens gibt es da sehr viel Redebedarf.

Wie schon in den vorigen Kapiteln ausgeführt, bist Du nach der Geburt im Hormonchaos. Das Oxytocin, also das Kuschel- und Bindungshormon, welches eingangs ansteigt, fällt nach wenigen Tagen wieder etwas ab, genau wie die in der Schwangerschaft angestiegenen Hormone hCG, Östrogen und Progesteron. Das kann die Psyche schon mal ganz ordentlich durcheinanderwirbeln. Zudem verlässt Du den Schutzraum der Wochenbettstation, wo Du vor äußeren Einflüssen geschützt und ohne große Verpflichtungen einfach Dein Baby betrachten konntest. Wenn Du Fragen hattest, musstest Du nur klingeln und früher oder später kam jemand. Jetzt kommst Du zurück in den Alltag und bist mit einer neuen Aufgabe konfrontiert, von der Du noch absolut keine Ahnung hast. Du bist vermutlich müde, weil Du eine anstrengende Geburt hinter Dir hast und auf der Station wahrscheinlich nicht viel Schlaf nachholen konntest. Dein Körper tut weh, von Geburtsverletzungen, Kaiserschnittnähten, Stillversuchen, Nachwehen oder dem „Zurückwandern" Deiner Organe. Dann kommt auch noch der Milcheinschuss. Diese Gemengelage kann Dir ordentlich zusetzen und den Raum dafür solltest Du Dir auch geben. Für viele Frauen ist der „Babyblues" Realität. Sprich darüber! Mit Deinem Partner, Deiner eigenen Mama, Deiner Hebamme, Freundinnen.

Ich kann mich noch genau an den Moment erinnern, als ich nach der ersten Nacht zuhause mit meiner Tochter im Arm die Treppe herunterlief und mir dachte, wie krass es ist, nach dieser sehr schlafarmen Nacht mit der Maus nun keine Pause zu haben, sondern mich aufs Sofa zu setzen und weiterzustillen. Die Erkenntnis, dass dieses winzige Lebewesen davon abhängig ist, dass ich es füttere, für es da bin und die richtigen Entscheidungen treffe, war die kälteste Realitätsdusche meines Lebens. Es ist einfach ein nie dagewesenes Maß an Verantwortung, das man plötzlich hat, bei gleichzeitig völliger praktischer Ahnungslosigkeit. Wer ist auf die Idee gekommen, dass es klug ist, mir dieses Kind auszuhändigen und mich nach Hause zu schicken? Ich weiß nicht mal, ob Ventile links- oder rechtsherum zugedreht werden, und ihr vertraut mir ein *menschliches Leben* an? Das klingt nicht besonders durchdacht!

Nicht nur die vollkommene Verantwortung, sondern auch die vollkommene Fremdbestimmung ist für viele Mamas in den ersten Tagen zuhause schwer zu akzeptieren. Du planst jetzt nicht mehr Dein Leben, Du planst Euer Leben. Und insbesondere in den ersten Wochen und Monaten planst Du um die Bedürfnisse Deines Babys herum. Nicht nur muss alle paar Stunden gestillt oder gefüttert werden (und in Clusterphasen noch viel öfter), Dein Baby braucht Dich auch einfach als Bezugsperson. Braucht Deinen Geruch, Deine Stimme, Deine Körpernähe. Du teilst Deinen Körper auch über die Schwangerschaft hinaus mit dem kleinen Mops!

Und wer ist dieser Mops überhaupt? Es gibt Mamas, die vom ersten Moment an gleißende Liebe spüren, die sie ihr Leben lang nicht mehr verlässt. Es gibt aber auch Mamas, die erst einmal relativ neutral bleiben oder gar nicht wissen, was sie fühlen sollen. Insbesondere, wenn die Geburt traumatisch war oder nicht so, wie man sich das im Voraus ausgemalt hat, kann es länger dauern, eine innige Bindung aufzubauen. Aber es ist eben auch so, dass Du diesen kleinen Menschen noch gar nicht kennst. So kleine Neugeborene schwimmen in den ersten Tagen ohnehin in einer Sinnensuppe und wenn sie nicht gerade schlafen oder sich beschweren, starren oder schielen sie oft ins Nichts. Da kommt noch nicht viel soziale Interaktion zustande: Bis zum ersten richtigen Blickkontakt vergehen ein paar Tage, bis zum ersten (sozialen) Lächeln ein paar Wochen. Es kann sein, dass Du das Gefühl hast, noch nicht besonders viel zurückzubekommen – und dass Dich das irritiert. Auch wenn der Knirps monatelang in Dir gewohnt hat und Dich kennt, wie es niemand anders tut: Du kennst noch nicht viel von seinen Eigenheiten und seiner Persönlichkeit. Wenn Du im Lichte dessen ein wenig länger brauchst, um diese alles überstrahlende Mutterliebe zu empfinden, ist das vor allem eines: total normal und völlig okay! Es ist schwierig, sich da nicht unter Druck zu setzen. Besuch kann völlig verzückt von Deinem Mini-Me sein und Du wunderst Dich, warum Du noch nicht so sehr im Bann der

Mutterschaft bist. Vielleicht, weil der Besuch letzte Nacht gut geschlafen hat, duschen konnte, wann er oder sie wollte und nicht permanent auf Alarm geschaltet ist. Lass Dir diesbezüglich, auch von Dir selbst, keine Schuldgefühle einreden. Sei für Dein Baby da, sprich mit Deiner Nachsorgehebamme und leg Dich, so oft Du kannst, nackig mit Deinem Baby ins Bett, um Skin-to-Skin-Kontakt zu haben. Das gilt übrigens auch für den Papa!

(Wenn Du merkst, dass das ganze jedoch ein Babyblues-Maß überschreitet und Du feststellst, dass Du nicht mehr zuverlässig für Dein Baby sorgen kannst, solltest Du dringend professionelle Hilfe in Anspruch nehmen! Mehr dazu im nachfolgenden Kapitel zur Mama-Gesundheit.)

Auf Partnerschaftsebene kann diese Situation ebenfalls zur Belastung werden, insbesondere, wenn die Beziehung sehr eng ist. Ihr geht als Paar in die Schwangerschaft und in die Geburt, aber wenn ihr das Krankenhaus verlasst, seid ihr kein Paar mehr. Ihr seid eine Familie. Die Bedürfnisse des bzw. der anderen sind nicht mehr die einzigen, die zählen. Im Gegenteil: Die Bedürfnisse eures Kindes sind wichtiger. Das kann mitunter sogar Gefühle der Eifersucht heraufbeschwören. Und in Dir kann ein völlig überwältigender Beschützerinstinkt aufkeimen, der auch vor Deinem Partner oder Deiner Partnerin nicht Halt macht. Ihr habt signifikant weniger Zeit füreinander und egal wie sehr ihr euch im Vorhinein vorgenommen hattet, nicht nur zu „Mitbewohnern" zu werden: Manchmal lässt sich das nicht vermeiden, zumindest phasenweise. Es kann passieren, dass die elterliche Liebe eines Partners bzw. einer Partnerin sich schneller entwickelt als die der oder des anderen, was zu viel Unverständnis führen kann.

Und dann gibt es da noch das „maternal gatekeeping", das „mütterliche Türstehen". Als Mama, die ihr Kleines monatelang unter dem Herzen getragen und auf die Welt gebracht hat, die es pflegt und ernährt, kennst Du Dein Kind und seine Bedürfnisse so gut, wie es zu diesem Zeitpunkt überhaupt nur geht. Du weißt, wie Du den Wurm füttern, wie Du ihn wickeln und waschen und beruhigen musst. Und vielleicht regt sich alles in Dir, wenn Du Deinem Partner oder Deiner Partnerin dabei zusiehst, wie er oder sie beim Windelwechseln etwas zu fest zupackt, beim Weinen nicht lieb genug tröstet oder diese eine Hautfalte nicht gut genug reinigt. Du weißt es einfach besser und am liebsten würdest Du es alles selbst machen, alle Entscheidungen in Bezug auf das Baby alleine treffen. Auf der anderen Seite ist da der andere Elternteil, der sich möglicherweise einfach mehr einbringen will. Dich vielleicht bittet, auch mal abzupumpen, damit er oder sie einmal füttern kann – was Du im Gegenzug als übergriffig und problematisch empfindest. Hier gibt es kein „richtig" und „falsch": Deine Gefühle als Mama sind absolut valide, Du hast ein untrennbares Band zu Deinem Kind und verstehst es nach all der Nähe beinahe blind. Du bist im Umgang und in der Babypflege sehr wahrscheinlich routinierter und zudem in der vulnerablen Wochenbettphase recht ängstlich, wenn es um Dein scheinbar zerbrechliches Mäuslein geht. Die Wünsche des anderen Elternteils, sich einbringen, bonden, unterstützen, Eltern sein zu wollen sind allerdings auch sehr valide. Diese Bedürfnislage ist eine heftige Konfliktquelle.

Wie bei allen bis hierhin genannten Themen hilft nur eines: Kommunikation! Redet miteinander. Zeigt Verständnis füreinander und die Ausnahmesituation, in der ihr euch befindet. Und seid darauf vorbereitet, dass es zu solchen Situationen kommen kann. Ich war es nicht – wir waren es nicht! – und das hat das Wochenbett wahnsinnig anstrengend gemacht.

Eine Pause wäre jetzt doch endlich mal eine gute Idee, oder? Aber was ist überhaupt eine Pause? Ich kann Dir sagen, was keine Pause ist: duschen. Das ist nämlich einfach nur ein hygienisches Grundbedürfnis. Weiterhin keine Pause ist einkaufen, auch wenn Du es allein tust. Ebenso wenig ist es eine Pause, irgendwas aufzuräumen oder zu putzen ohne das Baby. Wenn Du Dir selbst das also als Pause verkaufen möchtest oder jemand anders das tut, nimm das bitte nicht hin. Du hast eine Pause verdient, und zwar eine richtige. Stell sicher, dass das Baby bei Deinem Partner oder

Deiner Partnerin in guten und sicheren Händen ist. Teil ihm oder ihr mit, dass Du nicht gestört werden willst, außer im Notfall (ein etwas quengeliges Baby ist kein Notfall!) und tu etwas, was Dir wirklich guttut. Nimm ein Bad. Hör Musik. Meditiere. Akzeptiere kein „komm, wir schauen mal, was Mama macht!" – es ist Deine Zeit.

Spoileralarm: Du wirst vermutlich trotzdem die ganze Zeit Phantomgebrüll Deines Babys hören. Aber Du bist dennoch mal ein paar Minuten aus Deinen Pflichten entlassen und das kann unheimlich hilfreich sein (es ist natürlich auch möglich, dass Du das gar nicht brauchst oder willst – aber Du solltest die Möglichkeit dazu haben).

Das „unsichtbare Band", das Dich immer mit Deinem Baby verbindet, lässt sich auch neurobiologisch ganz gut erklären. Mütter können das Schreien ihrer Babys auch dann noch hören, wenn es sehr leise und entfernt ist. Dafür sorgt Oxytocin, das bei der Mutter ausgestoßen wird, wenn das Baby schreit – beim Vater jedoch nicht (das kann sich mit der Zeit aber ändern). Die Mutter wird hier mit einem Schlag wach bzw. in einen Alarmzustand versetzt. Der Stress, den Du spürst, wenn Du Dein Baby nebenan schreien hörst, ist also real und einer der vielen Faktoren, die das Wochenbett mental so herausfordernd machen.

Doch da hört es mit den Herausforderungen noch nicht auf. Für viele frischgebackene Mamas ist eine gesteigerte Nervosität bis hin zur Ängstlichkeit ein stetiger Begleiter, wenn es um das Wohlbefinden und die Gesundheit ihres Kindes geht. Dazu tragen auch die vielen merkwürdigen Angewohnheiten Neugeborener aus Kapitel 5 bei: das Karcheln, das Schielen, die merkwürdige Schlafatmung. Mitunter kamen mir meine Töchter so zerbrechlich vor, dass ich jede mir unbekannte körperliche Regung googeln musste, um eine schwere Erkrankung auszuschließen. Angst ist aber kein guter Ratgeber. Ein noch schlechterer Ratgeber sind übrigens Mama-Foren im Internet, wo abwechselnd alles schwarzgemalt oder ins Lächerliche gezogen wird; zwischendurch auch noch garniert mit jeder Menge Halbwissen, Esoterik und Pseudoweisheiten. Wenn Du Google befragst, haben entweder Dein Baby oder Du mindestens Krebs oder einen Kernikterus. Aber genau dafür kommt ja Deine Nachsorgehebamme, idealerweise schon am Tag eurer Heimkunft, bei Dir vorbei und ist kompetente Ansprechpartnerin für alle Fragen und Sorgen, die Du möglicherweise hast. Die Hebamme, die bei uns zweimal das Wochenbett betreut hat, hatte einen Move, den ich das „Hebammengrinsen" getauft habe: Bei jedem Besuch erzählte ich ihr neue schreckliche Dinge, die ich bei meinem Baby vermutete und Phänomene, über die ich mich belesen hatte. Während ich mich da immer ein wenig in Rage redete, grinste sie irgendwann und erklärte mir, was da wirklich gerade passiert, wie normal das ist und dass ich mich gerade wieder in meiner Nervosität verliere. Aber nie so, dass ich mich nicht ernst genommen fühlte: sie war einfach die Fachfrau, verstand, woher die Ängste kamen und konnte beruhigen. Und wenn doch etwas nicht so gewesen wäre, wie es sein sollte, hätte ich mich bei ihr in besten Händen gewähnt. Deswegen ist eine gute Nachsorgehebamme so wichtig!

Das Wochenbett ist einfach eine wilde Zeit. Dein Baby ist daheim, Du wächst täglich mit den zahlreichen Herausforderungen, hast gerade mit der Geburt eine Dich fundamental verändernde Urgewalt erlebt und verstehst, dass danach nichts mehr so ist wie davor. Dein Körper tut weh und sieht nicht mehr so aus wie vorher, alles riecht irgendwie komisch und Eure Partnerschaft ändert sich. Du bist im Dauerstress und gehörst gefühlt nicht mehr nur Dir selbst. Aber jeden Tag wächst Dir ein kleines Würmchen noch mehr ans Herz, das Du behüten und beschützen willst und dessen Wohlergehen Dein Dasein bestimmt.

Da hilft nur eines: reden, reden, reden. Mit Deinem Partner oder Deiner Partnerin, mit Freunden und Familie, mit der Frauenärztin bzw. dem Frauenarzt und Deiner Hebamme. Und vielleicht ein bisschen auf all das vorbereitet sein.

Kapitel 9: Mamas Gesundheit

Bevor Du weiterliest, eine kleine Sache: Buch einen Rückbildungskurs. Jetzt. Keine Ausreden, kein Verschieben. Tu es und lies erst weiter, wenn Du eine Buchungsbestätigung erhalten hast. Fertig? Okay. Dann kannst Du weiterlesen. Mehr zum Thema Rückbildung kommt in diesem Kapitel, aber dann hast Du das schon mal aus dem Kopf.

Gefühlt dreht sich im (frühen) Wochenbett alles nur um Dein Baby. Trinkt es genug, nimmt es gut zu, schläft es halbwegs ausreichend und wird die Haut weniger gelb? Damit beschäftigen wir uns ausführlich in den kommenden Kapiteln, aber in diesem soll es erst einmal um Deine Gesundheit und Dich gehen, denn: *Dich gibt es auch noch.* Das ist ein gutes Mantra für diese Zeit, um Dich nicht gänzlich zu verlieren. In den Wochen nach der Geburt erwarten einen, neben dem Zauber des Kennenlernens und stundenlanger Kuschelei, auch noch ein paar unschöne, nervige und vielleicht ein wenig unappetitliche Phänomene. Ich fand es beim zweiten Mal leichter, darauf gefasst zu sein, deswegen legen wir jetzt damit los.

Blut ist ein großes Thema! Egal ob nach einer Spontan- oder Kaiserschnittgeburt, Du hast eine tellergroße Wunde in Deiner Gebärmutter sowie allerlei Schleimhaut, die da herausmöchte. Deswegen blutest Du: anfangs sehr stark, später ungefähr mit Periodenintensität und am Ende leichter, wobei sich auch die Beschaffenheit des Wochenflusses ändert, von blutig zu rostbraun zu wässrig. Dass dieser Spaß wirklich wochenlang andauert, wusste ich vorher nicht und habe mir Sorgen gemacht, dass jetzt doch schon wieder meine Regelblutung eingesetzt hat. Zwar kann das bei einigen Frauen nach etwa sechs Wochen tatsächlich geschehen, ist aber eher unwahrscheinlich, wenn Du stillst. Außerdem wären da noch Deine eventuell vorhandenen Geburtsverletzungen und Hämorrhoiden, die beim Pressen unter der Geburt entstehen können. Kurz gesagt: Im gesamten Intimbereich fühlt es sich anfangs nicht so richtig gut an. Das lässt sich zwar nicht vermeiden, aber durch das ein oder andere Hilfsmittel kannst Du ein wenig Abhilfe schaffen.

Dein wichtigster Begleiter in den ersten Wochen sind Netzhöschen bzw. Fixierhosen bzw. gemütliche Baumwollschlüpfer sowie große, saugstarke Binden. Tampons sind für den Wochenfluss wegen des Infektionsrisikos tabu. Achte bei den Binden darauf, dass keine Schutzschicht für die Unterwäsche eingebracht ist – diese Plastikschicht verhindert Luftzirkulation und schafft ein feuchtwarmes Milieu, in dem sich Pilze sehr wohlfühlen. Selbiges gilt für Synthetikunterwäsche. Alles, was Dich untenrum bekleidet, sollte atmungsaktiv sein.

Wie in den Kapiteln zur Geburt schon erwähnt, wirst Du eventuell einen Dammriss oder Dammschnitt erfahren haben, der zwar nach der Geburt zugenäht wurde, jedoch ein paar Wochen zum Heilen braucht. Beim Toilettengang wirst Du merken, dass sich Urin und Dammnaht nicht besonders gut vertragen. Auch solltest Du nicht mit Toilettenpapier über das gereizte und geschwollene Gewebe schmirgeln. Daher empfiehlt sich die Anschaffung zweier Bidetflaschen, die Du vor dem Toilettengang mit lauwarmem Wasser füllst und damit Deine Körperausscheidungen etwas verdünnen kannst. Bitte halte die Flaschen sauber und verwende nicht dasselbe Wasser für mehrere Toilettengänge, um das Infektionsrisiko zu minimieren.

Apropos Toilettengänge: Vielleicht hast Du ein wenig Bammel vor dem ersten Stuhlgang nach der Geburt, weil Du nicht in die Nähte oder Hämorrhoiden pressen möchtest und alles noch aufgeschürft ist und schmerzt. Falls es ein paar Tage dauert, bis es nach der Geburt so weit ist, besprich mit Deiner Hebamme, ob Du

Stuhlweichmacher mit Macrogol, z.B. Movicol, einnehmen kannst. Das ist stillverträglich und macht Dir das Leben leichter. Zusätzlich ist es wichtig, viel zu trinken! Bei anhaltender Verstopfung solltest Du Hebamme oder Frauenarztpraxis kontaktieren.

Nach der Geburt ist im gesamten Intimbereich vieles gereizt, aufgeschürft, gerissen und geschwollen. Entspannung verschaffen Dir vor allem in Situationen, in denen Du sitzen musst, z.B. beim Stillen, selbstgemachte Eisbinden. Die kannst Du bereits kurz vor der Geburt vorbereiten. Koche dazu Wasser ab und gib ein paar Teelöffel davon in eine große, plastikfreie Binde. Dann packst Du die Binde in einen Gefrierbeutel und diesen ins Gefrierfach. Wenn Du sie brauchst, entnimmst Du die Binde, lässt sie ein paar Minuten „antauen" und legst sie in Deine Unterhose. Darüber kommt dann noch eine nicht gefrorene Binde, damit Du Dir keine Kälteverbrennungen im Intimbereich zuziehst und der Wochenfluss abfließen kann. Zwischen den Anwendungen sollten mindestens zwei Stunden liegen.

Hämorrhoiden kannst Du in der Stillzeit auch vielfältig behandeln. In Frage kommen zum Beispiel Salben mit Lidocain, was schmerz- und juckreizstillend wirkt. Auch Gerbstoffe sind hilfreich, diese finden sich in Hämorrhoidensalben und -zäpfchen sowie Sitzbädern. Sicher kennst Du bereits aus der Schwangerschaft die Embryotox-Datenbank. Hier kannst Du auch nach der Geburt Medikamente auf ihre Stilltauglichkeit hin überprüfen. Dennoch solltest Du vor Gebrauch immer Rücksprache mit medizinischem Fachpersonal halten.

Lass uns jetzt noch kurz über die Rückbildungsgymnastik sprechen. Ich weiß: Du hast keine Lust und auch keine Zeit. Alles ist anstrengend momentan, wieso solltest Du da jetzt noch wild irgendwo herumturnen? Und wer passt auf Dein Kind auf? Hierauf gibt es eine schöne Antwort: Du! Zu vielen Rückbildungskursen kannst Du Dein Baby mitnehmen. Und die betreuende Hebamme weiß, was Dein Körper gerade durchgemacht hat. Daher wird es anstrengend, aber es wird Dich mit Sicherheit nicht überfordern.

Anfangen solltest Du damit ohnehin erst, wenn alle Damm- und Kaiserschnittnahten verheilt sind und das Wochenbett vorbei ist. Aber dann ist es auch wichtig, dass Du durchziehst: vor allem Dein Beckenboden, aber auch Deine Bauchmuskeln werden es Dir danken. Vielleicht möchtest Du in ferner Zukunft ja ein zweites Kind haben? Oder einfach nur zukünftig niesen können, ohne dass Urin abgeht? Dann solltest Du die Zeit und Mühe auf jeden Fall investieren. Ein lustiger Tipp für Gamer-Mamas: es gibt auch Geräte, die Du vaginal einführst und mittels Anspannung des Beckenbodens auf Deinem Handy in einer App Spiele spielst, zum Beispiel Perifit. Das ersetzt natürlich keinen Rückbildungskurs, kann aber den Beckenboden zusätzlich stärken.

Was passiert sonst noch mit Deinem Körper im Wochenbett und dem „vierten Trimenon"? Oft noch eine ganze Menge, und viele Mamas sind davon überrascht.

Das vielleicht Offensichtlichste: Dein Bauch war gerade noch sehr groß, und er wird nicht wieder schlagartig flach sein. Zunächst einmal braucht die Gebärmutter gute zwei Wochen, um wieder auf ihre Ursprungsgröße zurückzuschrumpfen. Bei ihrem Wachstum hat die Gebärmutter einiges in Deinem Bauch in Mitleidenschaft gezogen: Die Organe wurden verschoben, die Bauchmuskeln überdehnt und ebenfalls „zur Seite" gedrängt, die Haut wurde ebenfalls stark gedehnt. Das verschwindet nicht von einem Moment auf den anderen. Bis zur bestmöglichen Rückbildung kann nochmal ein Jahr vergehen. Hier ist aber jede Mama unterschiedlich! Bei manchen bleibt der weiche „Mamabauch" mit einem Rest überschüssiger Haut, andere sind auch nach der dritten Geburt mit einer straffen Hautdecke unterwegs. Dehnungsstreifen verblassen nach einigen Monaten, sind aber nie so ganz weg. Allerdings hat Dein Körper auch einen kompletten Menschen erschaffen und die Dehnungsstreifen sind die Zeugnisse dieses Wunders.

Eine weitere Baustelle, mit der niemand rechnet: die Füße! Viele Frauen haben nach der ersten Schwangerschaft ein oder zwei

Schuhgrößen mehr. Während der Schwangerschaft wird viel Wasser eingelagert, oft auch in den Füßen. Hormonell bedingt lockern sich auch Bänder und Sehnen. In Kombination mit der Gewichtszunahme bis zur Geburt führt das zum „Auslatschen" des Fußgewölbes, wodurch die Füße auch nach der Schwangerschaft noch größer bleiben, obwohl das eingelagerte Wasser wieder ausgeschwemmt wurde. Daher solltest Du schon in der Schwangerschaft, aber insbesondere danach, in gutes und stabiles Schuhwerk investieren (und Dich von dem Paar Heels trennen, das schon seit Jahren eigentlich nur noch so halb passt).

Dann gibt es da noch den schon mehrfach erwähnten Schweiß im Wochenbett. Aufgrund der hormonellen Umstellungen schwitzt Du im Wochenbett nicht zu knapp (übrigens neben dem Stillen, dem Blutverlust und dem ein oder anderen Heulanfall noch ein guter Grund, viel zu trinken!). Viele Mamas nehmen auch den Schweißgeruch selbst als sehr unangenehm wahr. Die gute Nachricht: nach dem Wochenbett ist der Schweiß-Spuk genauso schnell wieder weg, wie er gekommen ist. Die schlechte Nachricht: Du solltest kein stark riechendes Deo verwenden, das haben Neugeborene nicht so gern. Was hilft: lauwarme Duschen, luftige (Wechsel-)Kleidung und aufgeschnittene Zitronen, die Du Dir über die Achsel reibst. Man braucht ja auch Hobbys.

Zum Schluss schauen wir uns noch das „postpartale Effluvium" an. Klingt lustiger, als es ist: gemeint ist damit der Haarausfall nach der Geburt, der sehr viele Frauen trifft und ganz schön erschrecken kann. Während der Schwangerschaft verhindert das erhöhte Östrogen, dass Deine Haare ihren natürlichen Wachstumszyklus durchlaufen, an dessen Ende sie ausfallen. Nach der Geburt fällt das Östrogen ab und die Haare aus: Alle Haare, die sich normalerweise seit Beginn der Schwangerschaft nach und nach von Deinem Kopf verabschiedet hätten, tun das jetzt auf einmal. Das kann auf der Haarbürste oder im Waschbecken schon mal recht gruselig aussehen; außerdem wachsen lustige Babyhaare nach, die ein wenig igelig anmuten können. Der Haarausfall lässt sich leider nicht vermeiden, fällt aber bei unterschiedlichen

Mamas unterschiedlich stark aus. Durch Stress und schlechte Ernährung kannst Du ihn allerdings verstärken, auch wenn ersteres sich in den ersten Monaten nach der Geburt nur bedingt vermeiden lässt. Wenn sich hormonell alles wieder eingependelt hat, hört der Spuk von allein wieder auf.

Du siehst also, mit Schwangerschaft und Geburt ist die Belastung für Deinen Körper noch lange nicht vorbei. Daher ist es wichtig, dass Du im Wochenbett auf Dich hörst, Dir Ruhe gönnst, Hilfe holst und Dich auf das Bonden und Kuscheln mit Deinem Baby konzentrierst. Egal ob die Großeltern jeden Tag eingeladen werden wollen oder sich die Wäscheberge häufen: Du musst Dich erholen. Nicht umsonst heißt es: „Eine Woche im Bett, eine Woche am Bett, eine Woche im Haus, eine Woche ums Haus." Kann vielleicht jemand für eine Woche vorbeikommen und den Haushalt schmeißen, während Du Dein Mäuslein mit Geduld und Kuscheleinheiten auf der Couch liegend kennenlernst? Könnt ihr Eurem Besuch einen Besen in die Hand drücken, statt ihm Kuchen zu servieren? Kann dein Partner oder Deine Partnerin Dir den Rücken freihalten, damit ihr in Ruhe das Stillen lernen könnt? Vielleicht bist Du wie ich und ein krasser „people pleaser", sodass Dir solche Ideen widerstreben. Aber denk dran: Das Wochenbett ist eine einmalige Phase, in der Du sehr verletzlich bist und sich bei Dir, dem Kind und euch als Familie alles einspielen muss. Das braucht Ruhe und Zeit, sonst leiden Dein Körper und Deine Psyche.

Und auch über die Psyche im Wochenbett müssen wir einmal sprechen. Die im vorigen Kapitel angesprochenen Herausforderungen im Wochenbett treffen nicht alle Frauen mit der gleichen Intensität: Während es Mamas gibt, die nicht einmal in die Nähe des Babyblues kommen, haut es andere Mamas regelrecht um. Das kann sich in verschiedenen Formen ausdrücken; die bekannteste davon ist die postpartale Depression. Aber auch postpartale Angst- und Zwangsstörungen sowie Psychosen können im Wochenbett auftreten. Während ungefähr die Hälfte der Frauen einen tränenreichen Babyblues erleben, erleidet ungefähr jede 15. Frau eine Wochenbettdepression. Wenn der Babyblues länger als zwei Wochen andauert und immer stärker wird, ist es ratsam, Dir Hilfe zu suchen. Ein erhöhtes Risiko für psychische Erkrankungen im Wochenbett haben Mamas, ...

- mit psychischen Vorerkrankungen wie einer depressiven Verstimmung, Angst- oder Zwangsstörung
- die auf hormonelle Umstellung mit starken Stimmungs-schwankungen reagieren, zum Beispiel bei ausgeprägtem Prämenstruellem Syndrom
- die wenig oder keine Unterstützung im Wochenbett erfahren, sei es durch Partner/Partnerin oder erweitertes soziales Umfeld
- die eine problematische oder traumatische Schwanger-schaft / Geburt hinter sich haben
- die einen Verlust ihres Selbstbildes durch die starken Veränderungen nach der Geburt durchleiden.

Wenn Du bemerkst, dass bei Dir typische Symptome einer Depression wie Freud- und Teilnahmslosigkeit, Ängste, Schuldgefühle, Konzentrationsstörungen, Selbstzweifel, aber auch Wutgefühle und starke Schlafstörungen auftreten, ist das ein Alarmsignal. Auch eine komplett ausbleibende Bindung zu Deinem Baby, Versagensängste und fehlender Wille, Dich um Dein Kind zu kümmern, sind Zeichen, dass Du Dich umgehend um professionelle Unterstützung kümmern solltest.

Ich hatte einen sehr langen und intensiven Babyblues, der auch gut an der Zwei-Wochen-Grenze gekratzt hat und war deswegen jeden Tag im Austausch mit meiner Nachsorgehebamme. Wenn Du Dir Sorgen machst, dass sich das bei Dir in eine ähnliche Richtung entwickeln könnte, sind – wie so oft – Hebamme und Frauenarzt-praxis Deine ersten Anlaufstellen. Weiterhin gibt es den Verein „Schatten & Licht", auf dessen Homepage Du auch einen Selbsttest sowie weitere Ansprechpartner findest. Mehr dazu am Ende des Buchs im Kapitel „Ressourcen".

Übrigens können auch Papas oder Partner/Partnerin an postpartalen Depressionen erkranken. Das geschieht in der Regel etwas später (nach Monaten) und sollte ebenso wenig unter den Tisch fallen!

Bei psychischen Vorerkrankungen besteht generell das Risiko, dass sie aufgrund der Ausnahmesituation im Wochenbett, die von körperlicher und geistiger Erschöpfung geprägt sein kann, wieder aufflammen oder verstärkt werden. Wenn Du bereits in psychotherapeutischer Behandlung bist, sprich das Thema ruhig einmal an. Beobachte Dich selbst, aber mach Dich nicht mit selbsterfüllenden Prophezeiungen verrückt: psychische Erkrankungen im Wochenbett sind nicht die Regel!

Eine gesteigerte Ängstlichkeit und Nervosität, gerade was die Gesundheit Deines Babys angeht, tritt bei vielen Mamas auf (besonders abends und nachts!). Gefühlt ist das kleine Mäuschen so fragil und schutzbedürftig! Dass Du Dir Sorgen machst und nur das Allerbeste für Dein Kind möchtest, ist in gewissem Umfang natürlich und normal. Wenn Du aber merkst, dass es Dich selbst stark belastet, wende Dich bitte an Dein Umfeld oder Deine Betreuung im Wochenbett.

Ein Phänomen, das bei erstaunlich vielen jungen Müttern auftaucht und sie oft wahnsinnig erschreckt, sind die „aufdringlichen Gedanken" oder „intrusive thoughts". Das können zwangartige Gedanken sein, die Deinem moralischen Kompass auf absurde Weise widersprechen und/oder in Dir Ängste auslösen. Laut einer kanadischen Studie aus dem Jahr 2022 hat fast die Hälfte der befragten Neu-Mamas ungewollt aggressive Gedanken gegen das Kind. Das bedeutet aber nicht, dass diese Mamas auch aggressiv gegen ihr Baby handeln! Es handelt sich hierbei um ungewollte Zwangsgedanken, die für die Mutter irrsinnig belastend sein können: Du kannst ja niemandem davon erzählen, dass sich sowas in Deinen Kopf drängt, sonst wirst Du verurteilt, oder? Falsch. Hebammen, Ärztinnen und Ärzte sowie Psychotherapeutinnen und -therapeuten kennen sich mit diesem Phänomen bestens aus und können Dir da die gröbsten Ängste nehmen.

Bei mir waren es die Treppen: immer, wenn ich mit meiner Tochter unsere Treppe hinauf- oder hinuntergegangen bin, spielte sich vor meinem inneren Auge ab, wie sie herunterfällt. Das hat mir solche Angst gemacht, dass ich stundenlang darüber nachgegrübelt habe. Erst, als ich mich ein wenig schlaugemacht hatte über „intrusive thoughts", habe ich bemerkt, dass das vergleichsweise häufig vorkommt. Andere Mamas sehen offene Fenster und haben Angst, dass sie ihr Kind fallen lassen. Oder stehen am Herd und sehen vor dem inneren Auge, wie das Baby sich verbrennt. Menschen haben zehntausende Gedanken am Tag, auch derartig absurde. In psychisch so herausfordernden Zeiten aber „klammert" sich das Hirn mitunter an den Gedanken fest, die ihm am meisten Angst machen. Und versucht, sie durch stundenlanges Grübeln aufzulösen. Bei einigen Frauen kann sich das im Laufe der Zeit zur Zwangsstörung entwickeln. Deswegen kommt jetzt wieder mein Mantra: *reden, reden, reden und Unterstützung in Anspruch nehmen*!

Im zweiten Wochenbett waren intrusive Gedanken für mich ein Gradmesser für meinen seelischen Zustand: Wenn solche Gedanken aufkamen, merkte ich, dass ich mal wieder etwas kürzertreten muss. Frei nach dem Motto: Glaub nicht alles, was Du denkst!

Der Vollständigkeit halber möchte ich hier noch die *sehr seltene* Wochenbettpsychose anführen. Hier handelt es sich um einen medizinischen Notfall, der sofortiger ärztlicher Behandlung bedarf: Betroffene Mütter leiden im Wochenbett, meistens nach ungefähr zwei Wochen, unter Wahnvorstellungen, Ich-Störungen, starker Verwirrtheit und Halluzinationen. Diese Erkrankung ist gefährlich für Mama und Baby: Wenn Partner oder Partnerin dahingehend einen Verdacht haben, ist sofort ein Arzt bzw. eine Ärztin hinzuzuziehen.

Aber, wie in Medizinerkreisen so schön gesagt wird: Häufiges ist häufig und seltenes ist selten. Es ist recht wahrscheinlich, dass Dich das Wochenbett mental und körperlich herausfordert und das vermutlich auch so sehr wie kaum etwas davor. Es kann auch gut sein, dass der Babyblues Dich für ein paar Tage einholt. Für alles andere gilt: „we cross that bridge when we get to it" – mach Dich jetzt noch nicht kirre wegen solcher Dinge, sondern beuge vor. Das geht am besten durch offene Kommunikation mit all Deinen Bezugspersonen, Ruhe und Pausen – auch vom Baby! – sowie ausreichend Unterstützung durch Dein soziales Umfeld. Ich glaube, es ist wichtig, dass Du all das schon mal gehört hast, aber es ist auch wichtig, sich selbst nicht zu „überdiagnostizieren", sondern Deine medizinischen Betreuungspersonen auf eventuelle Sorgen anzusprechen.

Das Wochenbett und das vierte Trimenon halten also allerlei Herausforderungen und Überraschungen bereit, die nicht immer nur eitel Sonnenschein sind. Ich bin der festen Überzeugung, dass man viel davon abfedern kann, wenn man weiß, worauf man sich gegebenenfalls einstellen muss. Ich möchte in diesen Kapiteln gar nicht so schwarzmalen; immerhin bleibt jede zweite Frau z.B. vom Babyblues verschont. Es ist total gut möglich, dass Du mit straffem Bauch und bester Laune aus dem ersten Babyjahr herausgehst, egal wie viele Sorgen Du vorher hattest. Vor allem erlebst Du, neben den ganzen Herausforderungen, aber auch etwas unvergleichlich Schönes in diesen ersten Wochen und Monaten: Du siehst zu, wie Dein Baby wächst und sich entwickelt, wie gleichzeitig Deine Liebe zu diesem kleinen Wesen ein Maß annimmt, das Du Dir vorher nicht hättest vorstellen können und wie ihr als Familie zusammenwachst. Wenn man dabei ab und zu mal komisch riecht oder neue Schuhe braucht, ist das doch auch ganz okay.

Mamas Checkliste fürs Wochenbett

- ○ Still-BHs
- ○ Stilleinlagen
- ○ Jogginganzüge oder Pyjamas
- ○ 2 Bidetflaschen
- ○ Feuchtes Klopapier
- ○ Sitzbad / Hämorrhoidensalbe
- ○ Brust-Thermopads zum Kühlen und Wärmen
- ○ Lanolinkompressen
- ○ Große, plastikfreie Einlagen
- ○ Netzhöschen / Fixpants
- ○ Baumwollunterhosen
- ○ Stillfreundliche Lieblingsgetränke
- ○ Stillkissen
- ○ Trash-TV-Abo (optional)
- ○ Parfumfreies Deo
- ○ Parfumfreies Waschmittel für Dich und das Baby
- ○ Trockenshampoo

Kapitel 10: Grenzen setzen, Regeln aufstellen

„Eltern, die Großeltern werden, benehmen sich wie jemand, der nach 35 Jahren wieder in einem Unternehmen angestellt wird und beschließt, dass er keinerlei Auffrischungstraining braucht.
- *‚Hey, wir machen die Dinge hier mittlerweile ein bisschen anders, willst Du auf den neuesten Stand gebracht werden?'*
- *‚Nein, ich weiß, was ich tue. Leg den Jungen mit dem Gesicht nach unten und stopf eine Decke in seinen Mund, der friert doch! Warte, ich hole eben meine Walknochen-Hautbürste. Und wo habt ihr euren Zahnungs-Rum?'*
- *‚Okay, Du wirst Dir eine Powerpoint ansehen müssen...'"*

- Ivan Decker, „Popcorn"

Ganz so schlimm wird es in den meisten Fällen natürlich nicht sein, aber das Bit von Ivan Decker beleuchtet ganz gut, dass mit der Geburt der ersten Enkel oft die Vorstellungen zweier Generationen aufeinandertreffen, was zu Konflikten führen kann. Deine Eltern haben Dich nach dem besten verfügbaren Wissen der damaligen Zeit großgezogen und nun tust Du das mit Deinen Kindern. Und wer weiß, was Du mal für Gedanken hast, falls Du selbst in ferner Zukunft Oma wirst.

In diesem Kapitel soll es darum gehen, wie wichtig es auch für die eigene Psychohygiene ist, Grenzen zu setzen im Umgang mit dem Neugeborenen, Dir als Mama im Wochenbett und eurer gerade entstandenen neuen Kernfamilie. So ein neues Leben ist ein großes Wunder und gerade für die Herkunftsfamilien in den allermeisten

Fällen Anlass zur Freude. Jeder will das Kleine sehen, riechen, im Arm halten und sich mit euch daran erfreuen. Verständlich! Die Frage ist aber, ob und in welchem Maße ihr das auch wollt. Sicherlich haben alle nur die besten Absichten und möchten euer Glück teilen, aber das Ganze muss zu euren Bedingungen und in eurem Tempo geschehen. Ich weiß, dass das Setzen von Grenzen und Aufstellen von Regeln schwierig sein kann, gerade für chronische „people pleaser". Da musst Du jetzt allerdings durch. Das Wochenbett ist chaotisch, verwundbar, schön, kuschelig, neu und aufregend. Ihr müsst euch als Familie neu finden und nebenher den Alltag navigieren. Wenn Du dafür die gesamte erweiterte Verwandtschaft jeden Tag von 7 bis 22 Uhr im Haus haben willst, lad sie bitte alle ein! Wenn ihr zum Beispiel aber die ersten Tage niemanden sehen wollt, zögere bitte nicht, diese Grenze zu setzen. Alles, was euch guttut, ist richtig. Ihr habt genug auf der Platte!

Besuch im Wochenbett kann anstrengend sein. Das hängt davon ab, wer vorbeikommt, in welchem Verhältnis ihr zueinander steht, wie lange der Besuch bleibt und wie hilfsbereit er ist. Einige Familien entscheiden sich deswegen dafür, in den ersten ein bis zwei Wochen gar keinen Besuch zu empfangen, um sich erst einmal gegenseitig kennenzulernen und als Eltern einzugrooven. Um sich mit dem Stillen, Zufüttern oder dem Neugeborenenschlaf vertraut zu machen. Um sich körperlich und psychisch zu erholen. Besuch kann in dieser Phase eine zusätzliche Belastung darstellen und sich nicht wie etwas anfühlen, das ihr wollt. Das ist total legitim, kann aber auf Besucherseite für traurige Gesichter sorgen. Auch hier ist es absolut nachvollziehbar, die Neugier ist schließlich groß auf das neue Familienmitglied. Allerdings hat außer Dir niemand dieses Kind auf die Welt gebracht, deswegen wiegen Deine Bedürfnisse einfach mal schwerer.

Nun ist es bei uns zum Glück nicht so wie beispielsweise in den USA, wo sich werdende Mütter oft schon vor der Geburt den Diskussionen stellen müssen, ob Mütter und Schwiegermütter mit in den in Kreißsaal dürfen. Eine Geburt ist kein Zuschauersport und zum Glück gibt es solche Ideen in unseren Kreisen eher selten; hier muss man sich meist erst erklären, wenn man auf der Wochenstation keinen Besuch empfangen will. Ich will Dir hier gar nichts einreden: wenn es sich für Dich richtig anfühlt, Deine Lieben schon im Krankenhaus zu empfangen, ist das fantastisch. Wenn Du das aber aus Pflichtgefühl tust, solltest Du vielleicht noch einmal darüber nachdenken, ob das so eine gute Idee ist. Du bist nämlich niemandem etwas schuldig außer Deinem Baby, Dir und Eurer neuen Familie. Auf Diskussionen wie „Warum darf Ulla denn schon ins Krankenhaus kommen?" oder „Weshalb kommt Günther denn vor mir zu Besuch?" solltest Du Dich gar nicht erst einlassen: Dein Wochenbett, Deine Regeln. Du musst ja nicht gleich überall verbrannte Erde hinterlassen, aber ein *„Wir freuen uns sehr darauf, wenn ihr uns besucht. Versteht bitte, dass wir uns das so einrichten, wie es für uns am besten funktioniert"* kann solche Gespräche schon mal erheblich abkürzen.

Überlegt euch auch schon einmal vorher, welche „Regeln" ihr für Besuch im Wochenbett aufstellen wollt und wie ihr diese kommuniziert. Idealerweise reagiert die Verwandtschaft darauf mit Verständnis für euch, eure Erholung und euer Schutzbedürfnis dem Baby gegenüber. Mit etwas Pech fühlt sich die eine oder der andere auf den Schlips getreten. Aber Grenzen kann niemand einhalten, wenn sie nicht mitgeteilt werden!

Die wichtigsten Regeln betreffen meist die Gesundheit des Babys. Wir wollten damals, dass ein aktueller Impfschutz gegen Keuchhusten besteht, solange unsere Mäuse noch nicht selbst geimpft sein können. Weiterhin sollte nur Besuch vorbeikommen, der gesund ist und keine Infektionskrankheiten als Gastgeschenk mitbringt. Die Hände bei der Ankunft zu waschen ist meist auch nicht zu viel verlangt, ebenso wie auf Zigaretten einige Stunden vor Ankunft zu verzichten.

Als nächstes wären da organisatorische Rahmenbedingungen. Die wenigsten Neu-Eltern wünschen sich unabgesprochene Überraschungsbesuche, weil man „gerade in der Gegend" war. Ihr könnt darum bitten, vorher angerufen zu werden oder im besten Fall einen gemeinsamen Termin zu vereinbaren. Wenn jemand spontan vor der Tür steht und es euch gerade nicht passt, habt ihr jedes Recht der Welt, das auch zu sagen und um einen späteren Besuch zu bitten. Außerdem könnt ihr ein Zeitlimit für Neugeborenenbesuche vereinbaren, um Mama und Baby nicht zu überfordern.

Beim Umgang mit dem Baby kommt es meistens zum besonderen Clash der Bedürfnislagen: man möchte so einen kleinen Mops doch am liebsten auf dem Arm halten und küssen! Und Du möchtest das vielleicht so gar nicht! Ich finde es sehr sinnvoll, von vorneherein klarzumachen, wenn Du nicht willst, dass Dein Kind frei herumgereicht oder abgeknutscht wird. Nicht, dass Du als Mama dafür einen Grund angeben müsstest, aber allein das Risiko der Übertragung von schlummernden Erkältungen oder Herpesviren würde das rechtfertigen. Auch beim Halten des Babys entscheidest Du allein, ob Du das beim ersten Besuch schon okay findest. Wenn es sich nicht richtig anfühlt, musst Du das auch nicht zulassen. Wenn Du Dich damit wohlfühlst, wunderbar! Wenn Du Dein Baby zwischendrin lieber wieder zurückhaben möchtest, artikuliere das jederzeit (worst case: falls jemand versucht, Deine Grenzen zu testen – vielleicht doch heimlich ein Bussi abzugreifen, das Kind nicht sofort zurückzugeben, mit ihm gar den Raum zu verlassen – kannst Du einen solchen Besuch auch jederzeit abbrechen).

Aus dem Sammelsurium der Regeln von Familien aus meinem Umfeld habe ich noch ein paar Beispiele, über die Du Dir zumindest einmal Gedanken machen kannst. Wir haben zum Beispiel darum gebeten, kein Parfum aufzutragen, weil das für Neugeborene sehr irritierend ist. Wer das vergisst, kann den Wurm dann eben nicht halten. Auch nicht „nur ganz kurz". Andere Eltern bitten Besuch darum, keine Geschenke mitzubringen, sondern etwas zu essen für die Eltern. Wieder andere verbitten sich Kommentare zum Aussehen des Kindes, der Mama oder zum chaotischen Haushalt. Auch ungebetene Erziehungsratschläge kommen eher so mittelgut an.

Für all das gilt: setz Deine Grenzen für den Wochenbettbesuch genau so, wie es sich für Dich richtig anfühlt. Du kannst auch ganz auf Regeln verzichten und vier Tage nach der Geburt eine wilde Hausparty feiern, wenn es für euch das Richtige ist. Du kannst Dich entscheiden, erst einmal niemanden sehen zu wollen und nur aus dem Gröbsten herauszukommen. Oder Du suchst Dir einen Mittelweg mit klar (aber wohlmeinend) kommunizierten Bedingungen. Ganz wichtig: mach Deinen Partner bzw. Deine Partnerin hierbei zum „Türsteher". Vielleicht bist Du einfach nicht in der Verfassung, sofort Einspruch zu erheben, wenn etwas nicht so läuft, wie Du es Dir vorstellst. Dann sollte der andere Elternteil einschreiten. Es ist sinnvoll, dass ihr euch darüber im Voraus umfassend austauscht.

Die vorhin angesprochenen ungebetenen Ratschläge sind ein Thema, das euch euer ganzes Elternleben lang begleiten wird. Gerade in den ersten Wochen flattern sie meist recht inflationär ins Haus, weil man euch eine gewisse Grünfärbung hinter den Ohren attestiert. Vermutlich zurecht, aber so wie die Ratschlagenden, meist Großeltern, mit euch ihre eigenen Kinder großziehen und ihre eigenen Erfahrungen machen und daran wachsen durften, so seid jetzt ihr an der Reihe, dasselbe mit euren Kindern zu erleben. Und wie eingangs schon angeführt, hat sich einfach mal sehr viel verändert, seitdem ihr selbst noch kleine Knirpse wart. Ein Klassiker ist hierbei das gute alte Sockenthema. Großeltern stehen oft kurz vor einer Panikattacke, wenn sie ein Neugeborenes ohne Socken sehen. Die Füße sind ja ganz kalt! Schnell, Wollsocken an das Kind! Das war vor dreißig Jahren so. Heute weiß man, dass die Temperatur der Füße und Hände von Säuglingen kein guter Indikator dafür ist, ob ihnen wirklich zu kalt ist, weil sie so weit weg vom „Körperkern" sind und die Temperaturregulation noch nicht perfekt funktioniert. Ob ein Baby warm genug angezogen ist, kann man an seinem Nacken fühlen. Nackte Füße hingegen sind etwas Großartiges für Dein Kind: mit Händchen und Füßchen erkundet es seine Umwelt, fühlt und tastet. Socken sind da nur hinderlich und können später aufgrund ihrer „Rutschigkeit" auch bei der Fortbewegung stören. Das kannst Du hundertmal erklären, dennoch wirst Du bei den nächsten paar dutzend Besuchen von Oma ihre argwöhnischen Blicke zu den sockenlosen Mauken wandern sehen. Das gehört aber eher noch zu den harmloseren Themen. Bei anderen Themen wird es schon wichtiger, Deinen Standpunkt sehr klarzumachen.

„Du verwöhnst Dein Kind, wenn Du jedes Mal rennst, sobald es schreit. Schreien kräftigt die Lungen. Trag das Baby doch nicht dauernd herum. Und überhaupt, warum schläft das Kleine denn in Eurem Schlafzimmer? Du hast in Deinem eigenen Zimmer geschlafen, mit drei Kuscheltieren und auf dem Bauch, und Du lebst immer noch. Das Kind wird mit 14 Jahren noch an Dir kleben und ist dann ein kleiner Tyrann!" Solche Texte müssen zwar nicht kommen, es liegt aber durchaus im Bereich des Möglichen. Schuld daran ist das Echo eines Buches, das als „Erziehungsklassiker" erstmals 1934 erschienen ist und seitdem den Erziehungsstil ganzer Generationen geprägt hat: „Die deutsche Mutter und ihr erstes Kind" von Johanna Haarer. Kinder dürfen nicht verwöhnt werden und sind hart zu disziplinieren – dieser Glaubenssatz, der NS-Ideologie entsprungen, um willenlose Soldaten heranzuzüchten, wurde in vielen Familien über Generationen weitergetragen und kommt, in Auszügen, über ältere Familienmitglieder oder Freunde bei Neu-Eltern an. Solche Erziehungsgrundsätze widersprechen so ziemlich allem, was wir heute über frühkindliche Bindung und die Entwicklung des Urvertrauens wissen. Ihr solltet hier klar und deutlich artikulieren, wenn ihr solche zweifelhaften Kommentare nicht wünscht und einen derartigen Umgang mit Eurem Kind nicht duldet.

Ein weiteres beliebtes Streitthema ist die Ernährung. „Ach, die kann doch jetzt auch schon mal ein bisschen Zucker haben. Wir haben früher immer Schmelzflocken in die Milch gegeben, damit die Kinder durchschlafen. Wenn es heiß ist, braucht das Kind auch mal ein Fläschchen mit Wasser! Und überhaupt, warum stillst Du denn immer noch?" Auch hier haben wir wieder einen klassischen

Fall von „wir wissen es heute einfach besser". Gestillte Kinder brauchen kein Wasser und erst recht keine Schmelzflocken, denn das nächtliche Aufwachen ist ein Schutzmechanismus des Kindes. Zucker ist vor dem ersten Geburtstag tabu und wie lange Du stillst, ist eine Sache zwischen dem Baby und Dir (auch wenn andere so schrecklich gern auch mal Fläschchen geben wollen). Mit Erklärungen und Rechtfertigungen kannst Du Dir hier oft den Mund fusselig reden, ohne dass es angenommen wird. Wenn es Dich belastet, hilft da nur die Ansage, dass ihr keine ungebetenen Ratschläge akzeptieren werdet.

Es ist hart, sich einzugestehen, dass die Dinge sich verändert haben. Ich bin jetzt die unangefochtene Expertin im Umgang mit meinen Kindern und wir als Eltern tun das nach bestem Wissen und Gewissen. Falls ich aber einmal Oma werde, wird sich die Wissenslandschaft bis dahin weiter verändert haben und Dinge, die wir jetzt für den Goldstandard halten, sind bis dahin vermutlich abgelöst durch Neues. Von dieser „Expertenrolle" Abschied zu nehmen und die neue Generation machen zu lassen, wird für unsereins vermutlich ziemlich hart. Und genauso ergeht es gerade Deinen Eltern, Onkeln, Tanten, Familienfreundinnen und Freunden. Im Idealfall kommuniziert man wohlmeinend miteinander, teilt seine Gefühlslage und hat Verständnis füreinander. Wenn das nicht so gut klappt, muss man eben Grenzen setzen – „gentle but firm", also sanft, aber unmissverständlich. Immerhin handelt ihr ja nicht gegeneinander, sondern solltet einander immer zuerst unterstellen, das Beste für das Baby im Sinn zu haben. Der Unterschied ist, dass eure Eltern euch großziehen durften: bei diesem kleinen Wesen seid nun ihr dran.

Bitte nicht falsch verstehen: Großeltern sind unschätzbar wichtig und es ist so großartig, Verwandtschaft und Freunde zu haben, die einen unterstützen. Wie alles in diesem Buch dient auch dieses Kapitel nur zur Illustration dessen, was passieren *kann*, manchmal auch im worst case. Das heißt nicht, dass es auch eintreten muss (aber immerhin musst Du im Fall der Fälle so nicht fragen, warum einem das niemand vorher sagt). Für ganz viele Menschen, mich eingeschlossen, ist es ein wunderbarer und sehr rührender Moment, wenn die Eltern ihr Enkelkind kennenlernen und mit leuchtenden Augen im Arm halten. Meine Eltern sind fabelhafte Großeltern, die immer da sind, wenn man sie braucht und all unsere Erziehungsprinzipien und Grenzen respektieren – und die trotzdem immer nervös mit den Augen zucken, wenn meine Töchter keine Socken anhaben.

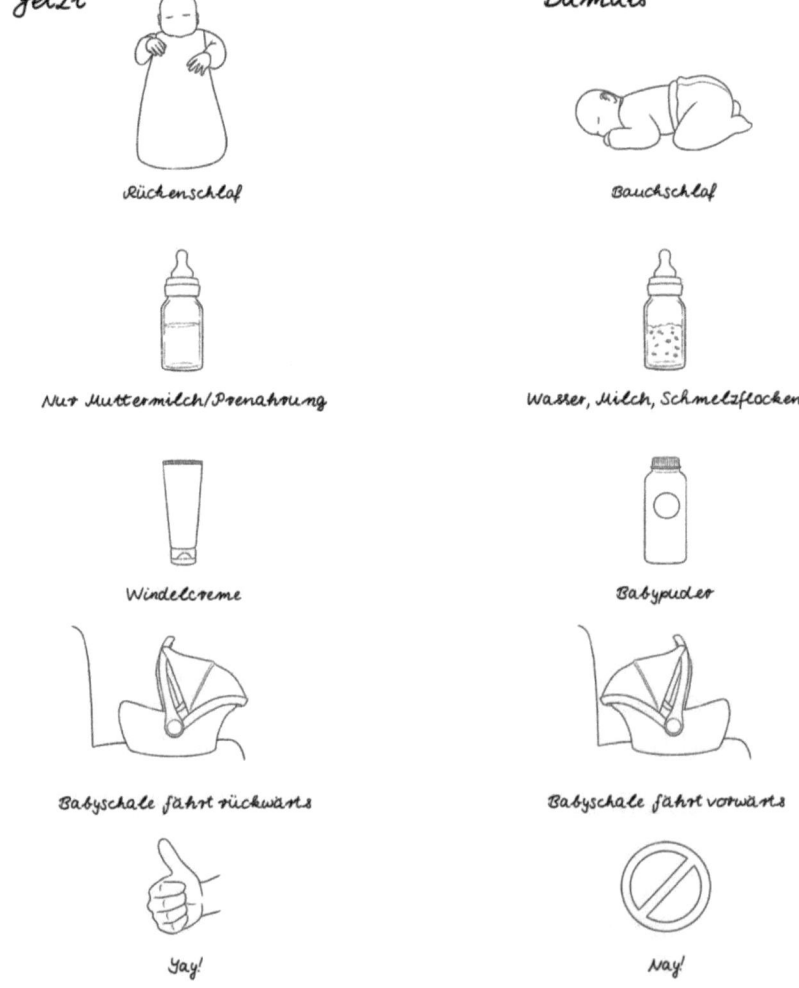

Jetzt

Rückenschlaf

Nur Muttermilch/Prenahrung

Windelcreme

Babyschale fährt rückwärts

Yay!

Damals

Bauchschlaf

Wasser, Milch, Schmelzflocken

Babypuder

Babyschale fährt vorwärts

Nay!

Kapitel 11: Guten Abend, gute Nacht – Babyschlaf

Nachdem wir jetzt ausführlich über Dein Erleben bei der Geburt und im Wochenbett gesprochen haben, wechseln wir mal die Blickrichtung zum Baby hin. Babys tun in den ersten Lebenswochen vor allem eines: schlafen! Und zwar zwischen 16 und 18 Stunden am Tag. Das ist eine ganze Menge, aber jetzt kommt der Haken an der Sache: meistens tun sie das nicht so, wie es zu unseren Schlafgewohnheiten passt. Zum einen kennt das neugeborene Gehirn noch keine zirkadianen Rhythmen – die stellen sich erst im Laufe der Monate ein. Zum anderen haben die Mäuse einfach mal Bedürfnisse, die sie möglichst akut gestillt wissen wollen. Die Windel ist voll! Das fühlt sich unschön an, wenn man aus einer Umgebung kommt, in der das Konzept „Kleidung" noch nicht existiert hat. Der Magen ist leer! Und weil er noch so winzig ist, muss er häufig nachgefüllt werden. Alles ist neu! Und das muss erst einmal verarbeitet werden. Die Uhrzeit ist dabei egal. Das heißt für Dich: wenig Schlaf. Vielleicht sogar *sehr* wenig oder sehr fragmentierter Schlaf. Und vermutlich ziemlich viele Fragezeichen: wie übersteht man das? Kann man das irgendwie in den Griff kriegen? Wo soll mein Kind schlafen? Was ist sicher? Was hilft beim Einschlafen? Was mache ich hier überhaupt?

Vorweg: ich bin keine Schlafberatung und dieses Kapitel wird keine theoretische Abhandlung über Babyschlaf werden. Es gibt aber hervorragende Schlafberatungen da draußen, die in Anspruch zu nehmen ungefähr ab dem siebten Lebensmonat Sinn ergibt (falls das bei Dir notwendig wird, achte bitte darauf, dass eine gute Qualifikation dahintersteckt und ihr euch in

Grundsatzfragen, z.B. bezüglich der Sinnhaftigkeit von Schlaftraining, einig seid). Es gibt aber einige Themen, die nahezu jede Neu-Mama beschäftigen und über die es sich lohnt, jetzt schon mal nachzudenken.

Als unsere Hebamme am ersten Tag nach der Entlassung aus dem Krankenhaus bei uns zuhause war, haben wir sie gefragt, wie wir das mit dem Nachtschlaf jetzt machen sollen. Unerklärlicherweise hatte meine erste Tochter im Beistellbett in der Klinik nicht besonders gut geschlafen, wie soll das denn jetzt zuhause gehen? Ich kann sie ja nicht unbeaufsichtigt ins Schlafzimmer legen und meiner abendlichen Routine nachgehen, oder? Korrekt. Die abendliche Routine gibt es so nicht mehr. Unsere Hebamme sagte dann: *„Nehmt sie einfach mit!"* Also haben wir sie einfach mitgenommen. Abends noch einen Spaziergang gemacht; sie hat im Kinderwagen geschlafen. Danach noch ein wenig ferngesehen; sie hat auf der Couch oder auf uns geschlafen. Ins Schlafzimmer mitgenommen, sie hat im Bett geschlafen. Natürlich mit zahlreichen Unterbrechungen, aber es hat funktioniert. Mit der Zeit haben sich unsere Abende immer mehr vor den Fernseher im Schlafzimmer verlagert, während sie z.B. im Beistellbett lag. Vor den Umzug dorthin pflanzten wir dann noch ein Umzieh-Ritual in den Schlafsack und voilà: innerhalb weniger Wochen hatten wir eine Abendroutine, die sich ganz natürlich entwickelt hatte. Diese Blaupause funktioniert natürlich nicht für jede Familie, aber ich wollte damit illustrieren, dass die Vorstellung vom friedlich im Beistellbett nächtigenden Nachwuchs in den ersten Nächten nicht besonders realistisch ist. Das Kind am Anfang einfach mal mitzuschleppen und sich von dort aus weiterzuentwickeln, wenn ihr merkt, was für euch funktioniert, ist auf jeden Fall mal ein Anfang.

Jede Mama muss sich schon in der ersten Nacht mit einer zentralen Frage beschäftigen: wo schläft das Baby? Ich hatte mir immer ausgemalt, wie meine Kinder brav neben mir im Beistellbett nächtigen und ich in tiefem Schlummer daneben. So sind ja immerhin die Empfehlungen zu sicherem Babyschlaf, dann muss das doch halbwegs mit der Realität korrelieren, oder? Oder?

Nun ja. Vielleicht gibt es solche Kinder, meine waren jeweils keine davon. Das war eine recht harte Landung auf dem Boden der Tatsachen. Ergibt aber, wenn man es mal aus Babyperspektive betrachtet, auch Sinn: Dein Baby hat bisher nahezu in der Schwerelosigkeit geschlafen, nackt, bei komfortablen 37°C. Es hat Deinen Herzschlag gehört, gedämpfte Umgebungsgeräusche, Deine sich beschwerende Stimme, weil man sich im dritten Trimenon nachts kaum mehr ohne fremde Hilfe umdrehen kann. Und jetzt muss es so anstrengende Aufgaben übernehmen wie das Atmen und soll noch dazu in kratzigen Klamotten weit entfernt von Dir in der Kälte liegen. Absolut verständlich, dass es da Protest gibt.

Und da sind wir auch schon beim großen Dilemma: bei der U2 wird Dich die Kinderärztin oder der Kinderarzt auf die Regeln für sicheren Schlaf beim Baby hingewiesen haben: eigenes Bett, auf dem Rücken, im Schlafsack, auf einer festen und neuen Matratze. Diese Regeln haben sich als sehr wirkungsvolle Tools im Kampf gegen den plötzlichen Kindstod erwiesen. Nun ist Dein Baby da und will von all dem nichts wissen. Und jetzt?

Der plötzliche Kindstod (Sudden Infant Death Syndrome, SIDS) ist der Alptraum schlechthin für nahezu alle Neu-Mamas. Zwar ist das Risiko dafür mit etwa 0,02 % in Deutschland mittlerweile sehr klein, aber die Vorstellung dieses Verlustes und die gefühlte Machtlosigkeit demgegenüber machen das Thema so groß, so emotional, so wichtig. Und weil es so wichtig ist, müssen wir hier jetzt mal ein bisschen theoretischer werden. Man versteht darunter das plötzliche und unerklärte Versterben eines Babys, zumeist im Schlaf. SIDS ist dabei eine Ausschlussdiagnose: wenn es sonst nichts ist, ist es SIDS. Je nach Definition fallen hierunter auch Fälle von versehentlichem Ersticken des Kindes. Es gibt einige Risikogruppen (zum Beispiel Kinder, deren Mütter während der Schwangerschaft geraucht haben oder Geschwister betroffener Kinder) sowie Risikofaktoren (zum Beispiel Überwärmung, Schlafen in Bauchlage, schlechte Luftzirkulation am Schlafort). Die „Triple Risk"-Hypothese besagt, dass drei Faktoren zusammenkommen, die zum plötzlichen Kindstod führen: eine kritische

Entwicklungsphase (hier das Alter zwischen zwei und vier Monaten), ein „vulnerables Kind" (beispielsweise durch Zigarettenrauch in der Schwangerschaft oder Anomalien im Hirnstamm) und ein Umweltfaktor (z.B. Bauchschlaf oder Überhitzung). Vor wenigen Jahren erschien eine australische Studie, die hohe Wellen schlug, weil sie möglicherweise einen entscheidenden Faktor für den plötzlichen Kindstod identifiziert hatte: bei den verstorbenen Säuglingen war die Aktivität eines bestimmten Stoffes im Gehirn, des Enzyms „Butyrylcholinesterase", vermindert. Das Problem dabei: in journalistisch eher mäßig akkuraten Artikeln wurde daraufhin kundgetan, dass „die Ursache" für SIDS gefunden sei. Und in vielen Social Media Kommentarspalten machten sich daraufhin Aussagen breit wie: „Ja, jetzt kennen wir ja die Ursache. Nur wer diesen Enzymmangel hat, stirbt. Deswegen können jetzt alle wieder auf dem Bauch schlafen!" Das ist natürlich Quatsch. Vielmehr stellt der Butyrylcholinesterase-Mangel einen weiteren Faktor für ein „vulnerables" Kind dar. Wenn dieses Kind aber in seiner kritischen Entwicklungsphase keinem Umweltfaktor wie Bauchschlaf, Überwärmung oder Rauch ausgesetzt wird, wird es auch nicht versterben. Die Empfehlungen zur Vermeidung des SIDS sind also uneingeschränkt gültig!

Und weil es so wichtig ist, gehe ich die Empfehlungen hier noch einmal durch:

- Das Baby schläft im Elternschlafzimmer, idealerweise im Beistellbett auf einer festen, atmungsaktiven, nicht gebraucht gekauften Matratze. Auf anderen Oberflächen wie dem Sofa sollte das Kind nicht unbeaufsichtigt schlafen, auch nicht auf anderen, schlafenden Erwachsenen
- Die Mama hat in der Schwangerschaft nicht geraucht, das Kind kommt auch nach der Geburt nicht in Kontakt mit Zigarettenrauch
- Das Kind schläft auf dem Rücken
- Das Kind wird (mindestens zwei Monate zumindest teilweise) gestillt. Gestillte Kinder wachen hungerbedingt

nachts öfter auf, zudem schützt Muttermilch in gewissem Umfang gegen Infekte
- Im Bett gibt es kein Kissen, keine Decken, keine Kuscheltiere, keine Nestchen. Das Baby schläft im Schlafsack
- Das Kind wird nicht überwärmt. Im Schlaf trägt es keine Mützchen o.ä., siehe dazu auch die Schlafanzug-Tabelle im Kapitel zur Babykleidung.

Und nun zurück zum ursprünglichen Problem: Dein Baby schläft so vielleicht einfach nicht. Du legst es ins eigene Bett, dort schläft es möglicherweise gar nicht erst ein. Falls doch, wacht es alle zwanzig Minuten auf und schreit. Zum Stillen stehst Du auf, gehst zum Bettchen, nimmst das Kind heraus, setzt Dich irgendwohin zum Stillen, darfst währenddessen nicht einschlafen, legst das Kind zurück, es schläft nicht ein, Du schläfst nicht ein. Und jetzt?

Während es wahrscheinlich ungefähr 28 Mamas gibt, deren Babys es lieben, im eigenen Bett zu schlafen, sieht die Realität für viele von uns anders aus. Spätestens nach ein paar Stunden im eigenen Bett wird die vertraute Nähe der Mama gesucht. Wie kann man dieses grundlegende Bedürfnis des Babys auch nur halbwegs mit den oben genannten Sicherheitsmaßnahmen in Einklang bringen? Die perfekte Lösung gibt es dafür vermutlich nicht. Bei unserer ersten Tochter hat sich nach einer Weile die Umstellung auf ein sehr großes und stufenlos höhenverstellbares Beistellbett bezahlt gemacht. Die Babymatratze konnte man auf die exakte Höhe der Elternmatratze bringen, sodass ich einfach nur an das Babybett heranrobben musste, wenn die Kleine Körperkontakt gebraucht hat oder gestillt werden wollte. Dadurch, dass das Beistellbett aber trotzdem noch wesentlich kleiner war als ich, lief ich nicht die Gefahr, über die Maus „drüberzurollen".

Allerdings stellt sich die Frage, ob das überhaupt passiert. Du wirst es sicher auch merken: während draußen Baulärm die Wände einstürzen lässt, schläfst Du weiter. Wenn Dein Baby aber auch nur zuckt, wirst Du wach! Dieses Phänomen nennt sich

„Ammenschlaf". Die primären Bezugspersonen von Babys ändern zeitweise ihr Schlafverhalten so, dass sie bei kleinsten Regungen des Babys erwachen. Wie oft bin ich davon wachgeworden, dass die Ladies sich im Schlaf auf den Bauch gedreht, gewürgt oder kleine Atempausen gemacht haben! Das funktioniert allerdings nur, wenn die Bezugsperson, und in diesem Fall Du, nüchtern ist; keine Drogen und kein Alkohol. Der Ammenschlaf ist übrigens auch ein Grund, weshalb so kleine Würmchen nicht im eigenen Zimmer schlafen sollten: falls etwas nicht stimmt, ist die Wahrscheinlichkeit groß, dass Du als Mama das auch im Schlaf bemerkst. Zudem wird die Atmung des Babys durch Deine eigenen Atemgeräusche angeregt.

Nun gut, das mit dem Beistellbett auf Elternbetthöhe funktioniert für ein paar Stunden, aber eben nicht die ganze Nacht. Das stresst Dich, das stresst das Baby. Und nun kommt eines der meistdiskutierten Themen in Kinderarztpraxen, Mami-Foren und auf Social Media: wie sieht es denn mit Bedsharing aus – also dem Schlafen Deines Babys in Deinem Bett? Als Disclaimer vorab: ich empfehle das hier explizit nicht, weil es in Deutschland und in vielen westlichen Ländern einfach den Regeln für sicheren Babyschlaf widerspricht. Aber vielleicht findest Du Dich irgendwann in einer Situation, in der Dich der Schlafmangel verzweifeln lässt und Du nicht weißt, wie Du die Bettsituation in den Griff kriegen sollst. Wenn Du Dich jetzt auf die Suche nach Studien und Quellen zum Bedsharing machst, wirst Du ziemlich viel ziemlich Widersprüchliches finden: Studien, die ein erhöhtes Risiko für den plötzlichen Kindstod zu finden scheinen und solche, die das Gegenteil belegen. Allerdings gibt es sichereres und weniger sicheres Bedsharing, und dazwischen unterscheiden Studien oft nicht. Unicef in Großbritannien stellt mittlerweile Informationen für medizinisches Fachpersonal bereit, deren Quintessenz sich so zusammenfassen lässt:

- In Großbritannien schläft etwa jedes zweite Kind im Laufe der ersten drei Monate im Elternbett
- Etwa 22 % der Babys schlafen jede Nacht im Elternbett

- Von allen am plötzlichen Kindstod verstorbenen Babys schlief etwa die Hälfte im eigenen Bett und die Hälfte im Elternbett
- Etwa 90 % der im Elternbett verstorbenen Kinder starben in vermeidbaren gefährlichen Situationen.

Wenn man sich diese Daten anschaut, sieht es so aus, als würde allein das Schlafen im Elternbett das Risiko für SIDS nicht signifikant erhöhen. Wenn Du Bedsharing praktizieren möchtest, solltest Du Dich aber dringend an die Regeln für das sichere Familienbett halten, um Dein Mäuslein nicht unbeabsichtigt zu gefährden! Diese Regeln wurden zum Beispiel von der La Lèche Liga International als „Safe Sleep Seven" zusammengefasst.

Regel Nr. 1 lautet: **kein Rauch**. Weder zuhause, noch draußen. Wenn ein Baby Tabakrauch ausgesetzt ist, und sei es auch nur durch Kleidung, steigt die Wahrscheinlichkeit für den plötzlichen Kindstod stark an. Rauchende Mamas sollten Bedsharing wirklich vermeiden. Der Tabakrauch haftet an Haut, Haaren und Kleidung und kann die Atmung des Babys beeinflussen.

Regel Nr. 2 lautet: **kein Alkohol, keine Drogen**. Dein Ammenschlaf funktioniert nur, wenn Du nüchtern bist. Das gilt nicht nur für Dich, sondern auch für Deinen Partner bzw. Deine Partnerin. Nur dann ist das Schlafen im Familienbett sicher – ihr müsst alle Sinne beisammenhaben.

Regel Nr. 3 lautet: das Baby sollte **gestillt** sein. Gestillte Babys haben eine niedrigere Aufwachschwelle und sind durch die Muttermilch besser vor Infekten, die einen der oben genannten Umweltfaktoren darstellen können, besser geschützt. Außerdem nehmen viele Mütter zum nächtlichen Stillen eine Position ein (zum Kind gewandt, welches sich an der Brusthöhe orientiert, mit angewinkelten Beinen), die es sehr schwer macht, nachts auf das Kind zu rollen.

Regel Nr. 4 lautet: nur **gesunde und voll entwickelte** („full term") Babys dürfen im Elternbett schlafen. Frühgeborene Kinder sollten in einem Beistellbettchen schlafen, da sie möglicherweise nicht in der Lage sind, sich im Gefahrenfall selbst zu wecken.

Regel Nr. 5 lautet: das Baby muss **auf dem Rücken liegen**. In Rückenlage bleiben die Atemwege frei. Früher wurden Kinder nachts auf den Bauch gedreht, um das versehentliche Einatmen von Erbrochenem zu verhindern. Wenn Kinder im Schlaf erbrechen, drehen sie den Kopf aber instinktiv zur Seite – und Du wirst von dem Geräusch ohnehin höchstwahrscheinlich wach. Seitdem die Empfehlungen für Babyschlaf in Rückenlage gelten, sind die SIDS-Zahlen drastisch zurückgegangen. Sobald Dein Kind sich selbst auf den Bauch drehen kann, ist davon auszugehen, dass es sich aus einer misslichen Lage befreien könnte. Du kannst es aber dennoch auf den Rücken zurückdrehen, wenn Du das bemerkst und davon aufwachst.

Regel Nr. 6 lautet: **angemessene Schlafkleidung**. Das Baby soll nicht überhitzen. Die ideale Schlaftemperatur, die immer wieder zitiert wird, liegt bei 16°C bis 18°C. Das schafft aber, vornehmlich im Sommer, kein Schlafzimmer. Daher solltest Du Dein Baby nachts immer nach Thermometer kleiden – wirf dafür einen Blick in das Kapitel zur Babykleidung. Bedenke, dass Dein Kind Dich als 37°C warmen Hochofen nebenan liegen hat. Wie warm oder kalt Deinem Baby ist, kannst Du im Nacken ertasten.

Regel Nr. 7 lautet: **sichere Schlafunterlage**. Wenn ihr ein Bett teilt, muss die Matratze fest sein, sodass Dein Kind nicht gegen Dich rollt. Du solltest, wenn überhaupt, nur ein kleines Kissen verwenden, das nicht in die Nähe Deines Babys geraten kann. Das Baby wird nicht zugedeckt – Du kannst Deine Decke ab Hüfthöhe wie einen Burrito um Dich herumrollen (oder, wenn Du besonders hardcore bist, einen Erwachsenenschlafsack kaufen – ja, die gibt es! Allerdings mit Füßen). Das Kind sollte nicht zwischen euch schlafen, sondern an Deiner Außenseite und vor Absturz geschützt. Es sollten keine Spalten oder Ecken vorhanden sein, in die Dein Kind rollen und in Luftnot geraten könnte. Spielzeuge oder Kuscheltiere sind tabu. Weiterhin dürfen keine Schnüre oder Kabel in Reichweite sein. Schlaf niemals mit Deinem Baby auf einem Schaukelstuhl oder dem Sofa ein! Zudem sollten keine Geschwisterkinder oder Haustiere mit im Bett schlafen.

All diese Faktoren sollten unbedingt berücksichtigt werden, wenn ihr gemeinsam (!) die Entscheidung fürs Familienbett trefft. Und so könnte das Ganze dann aussehen:

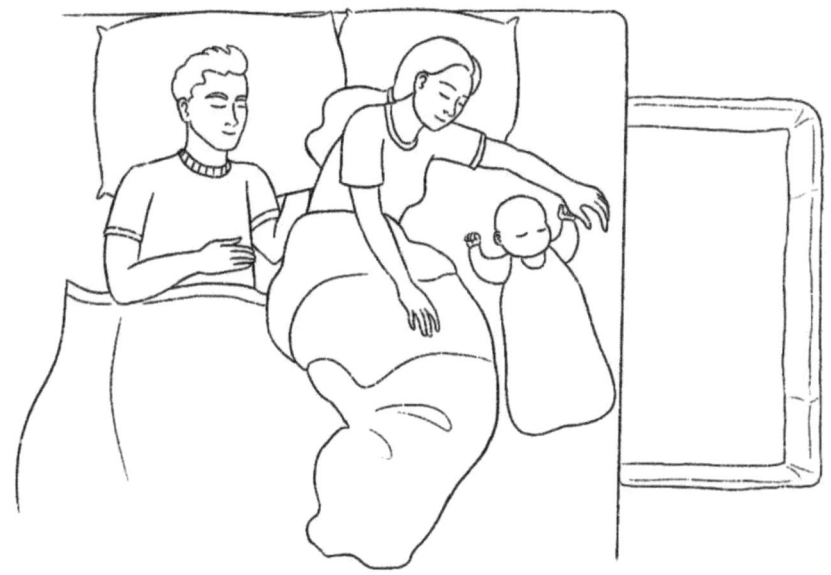

Mit der Angst frischgebackener Eltern vor dem plötzlichen Kindstod lässt sich Geld verdienen – und zwar in Form von Atemüberwachungsgeräten. Es gibt viele verschiedene Arten davon, und alle haben eines gemeinsam: für gesunde Kinder werden sie nicht benötigt. Falls Dein Baby überwacht werden muss, bekommst Du dafür einen Monitor aus dem Krankenhaus mit. Eine Überwachung kann erforderlich werden bei Frühchen, Atem- oder Herzproblemen oder im Rahmen einer schweren Infektion der Atemwege. Falls Dein Baby gesund und voll entwickelt ist, ist ein Monitoring zuhause nicht erforderlich – kann aber für Dich persönlich hilfreich sein, wenn Du extrem ängstlich bist bezüglich der Atmung Deines Kindes. Immerhin atmen die Kleinen teilweise so flach, dass sich vermutlich schon jede Mama nachts über ihr Kind gebeugt hat, um den kleinen Schnaufgeräuschen zu lauschen. Das kann Dich, falls Du – wie ich – eher zur nervöseren Mama-Sorte gehörst, ein paar Stunden wertvollen Schlafs kosten.

Es gibt diverse Arten von Atemüberwachungsgeräten, einige davon sind sogar Medizinprodukte. Da wären die klassischen Sensormatten, die Atembewegungen Deines Babys registrieren. Die meisten davon funktionieren nur auf geraden und harten Oberflächen, nicht im Beistellbett und schon gar nicht im Familienbett, weil sonst die Atembewegungen der Eltern mitüberwacht werden. Die neueren Versionen sind wohl nicht mehr so Fehlalarm-anfällig und einige werden sogar in Kliniken genutzt. Dann gibt es Windelsensoren, die neben den Hebe- und Senkbewegungen des Bauches auch die Schlafposition des Babys erfassen, was für die Kleinen schon mal recht ungemütlich werden kann. Weiterhin gibt es Kamerasysteme, die zum Beispiel über gemusterte Tücher die Atembewegungen aufzeichnen und zuletzt wären da noch Pulsoximeter-Socken, die Sauerstoffsättigung und Puls aufzeichnen (diese Werte würden übrigens auch im Rahmen eines Heim-Monitoring, das von der Klinik verordnet werden könnte, erfasst). Wenn die Werte voreingestellte Grenzen verlassen, gibt es einen lauten Alarm.

Allen gemein ist, dass sie eine gute Stange Geld kosten – und Dich möglicherweise in falscher Sicherheit wiegen. Eine Atemüberwachung ersetzt nicht die Maßnahmen zur Vorbeugung des plötzlichen Kindstods! Außerdem können Dich die erhobenen Daten verunsichern: gerade Echtzeitdaten, am besten auch noch auch noch auf ein blinkendes Display im Schlafzimmer live gestreamt, können für Laien verwirrend sein und es gilt: „wer viel misst, misst viel Mist". Fehlalarme sind natürlich auch wenig beruhigend. Und das Wichtigste: ein Alarm allein reicht im Ernstfall nicht! Du solltest Dich mit Erste-Hilfe-Maßnahmen auskennen, falls wirklich einmal etwas passiert.

Nach den ganzen erhobenen Zeigefingern kommt jetzt aber ein Geständnis: eine solche Pulsoximetrie-Socke habe ich bei beiden Töchtern eine Zeit lang benutzt. Zum einen, weil beide Mädchen recht lang periodisch geatmet haben (was aber im Schlaflabor untersucht und als Normvariante diagnostiziert wurde, siehe auch Kapitel „Babys Gesundheit") und zum anderen, weil ich ohnehin vor lauter Nervosität äußerst schlecht geschlafen habe. Ich wusste von vorneherein, dass diese Geräte zu 99 % meiner Selbstberuhigung und meinem gesunden Nachtschlaf dienen. An die Safe Sleep-Regeln habe ich mich natürlich trotzdem gehalten. Einen Fehlalarm hatten wir nie, aber ich habe mich wirklich ein paar Mal zu oft wegen der Messdaten verrückt gemacht, obwohl meine Mädels offensichtlich kerngesund waren und ruhig geschlafen haben. Diese Geräte sind für mich also sehr ambivalent und ich würde niemals eine generalisierte Empfehlung aussprechen – aber unter Wahrung aller Sicherheitsmaßnahmen können solche Überwachungsgeräte einigen sehr nervösen Mamas vielleicht ein paar Stunden ruhigeren Schlafs bescheren.

So, jetzt haben wir den unangenehmen Themenblock abgehakt und können uns damit beschäftigen, was Dich erwartet, wenn es um Neugeborenenschlaf geht. Dass frische Erdenbürgerinnen und -bürger viel schlafen, haben wir ja schon festgestellt. Typischerweise tun sie das anfangs in Blöcken von zwei bis drei Stunden, unabhängig von der Uhrzeit. Einige Kinder gewöhnen sich schneller daran, nachts längere Schlafblöcke einzulegen und andere lassen sich damit mehr Zeit. Du kannst diese Gewöhnung aber unterstützen! Nimm Dein Kind tagsüber einfach mit, wohin Du auch gehst – am besten auch viel an die frische Luft. Die Tagesnickerchen können ruhig auch bei einem normalen Tages-Geräuschpegel stattfinden! Gleichzeitig solltest Du es vermeiden, tagsüber abzudunkeln und alles ganz leise zu halten. Das hilft, den Unterschied zwischen Tag- und Nachtschlaf zu erlernen (Aber obacht! Nicht bei allen Kindern ist das sinnvoll: manche Babys reagieren so stark auf Reize, dass sie überhaupt erst in einer ruhigen und dunkleren Umgebung in den Schlaf finden. Das wirst Du im Laufe der Zeit herausfinden). Nachts hingegen darf und soll die Schlafumgebung ruhig sein. Wenn Dein Baby nachts aufwacht, ist es sinnvoll, diese Wachphasen nicht allzu spannend zu gestalten. Falls Du die

Windel wechseln musst, tu es bei gedämmtem Licht, sprich leise, biete keine Spielzeit an. Du wirst Dich übrigens oft fragen, ob Du jetzt wirklich den Schlaf unterbrechen und die Windel wechseln musst. Wir haben es immer so gemacht: bei Stuhlgang haben wir sofort gewechselt, auch wenn es nach einer halben Stunde Einschlafbegleitung ein bisschen wehtut (oft wachen die Kleinen dabei aber gar nicht erst auf, vor allem, wenn Du im Bett eben eine Wickelunterlage drunterschiebst und loslegst), bei Urin war es eine Ermessensentscheidung. Je nachdem, wie prall die Windel war und wann in der Nacht es passiert ist. Wenn Du die Windel nicht häufig genug wechselst, wird Du das am wunden Popöchen merken.

Nun muss Dein Baby aber erst einmal einschlafen. Bei manchen Kindern klappt das leicht, andere Babys haben einen geringen Schlafdruck und benötigen eine hartnäckige Begleitung ins Schlafland. Ganz junge Babys können vielleicht noch nicht einordnen, dass dieses unangenehme Gefühl namens „Müdigkeit" recht leicht durch Schlafen aufzulösen ist: da hilft es, wenn Du die Müdigkeitsanzeichen Deines Babys kennst und ihm hilfst, in den Schlaf zu finden. Neben den Klassikern wie Gähnen und Augenreiben gehören dazu auch der Blick ins Leere, Quengeln, viel Gebrüll, Ohrenreiben und Saugen (was natürlich auch ein Hungerzeichen sein kann). Vielleicht kannst Du die Müdigkeitsanzeichen noch (!) nicht so richtig deuten oder Dein Baby ist weniger expressiv. Dann kann es helfen, Dir in Erinnerung zu rufen, wie lange Dein Kind schon wach ist: Neugeborene haben im ersten Monat Wachzeiten von 30-60 Minuten; nach drei bis vier Monaten können die Phasen bis zu zwei Stunden lang sein. Bitte sitz jetzt aber nicht mit der Stoppuhr neben Deinem Baby. Und verfall nicht in Panik, wenn es doch mal 64 Minuten sind. Das stresst Dich unnötig und überträgt sich auch auf Dein Kind.

Manche Babys tun Dir den Gefallen und schlafen einfach ein, wenn Du ihnen ein Küsschen auf die Wange drückst, andere benötigen mehr Begleitung. Erlaubt ist hier, was für euch beide passt: das kann eine White-Noise-Playlist von Spotify sein, der

Spaziergang in der Babytrage, tiefes Summen und „Sch"-Geräusche, eine bestimmte Position in Deinen Armen oder das gute alte Einschlafstillen. Eine Brustwarze im Mund wirkt bei vielen Kindern einfach wie ein Narkosemittel – angedockt und Augen zu. Wenn das für Dich logistisch machbar ist und sich gut anfühlt, ist das auch noch eine schöne Art, um zu bonden. Neben dem Einschlafstillen sind unsere beiden Kinder in einer bestimmten Pose in den Armen meines Mannes immer zuverlässig eingeschlafen. Das ist unsere „Beruhigerpapaposition":

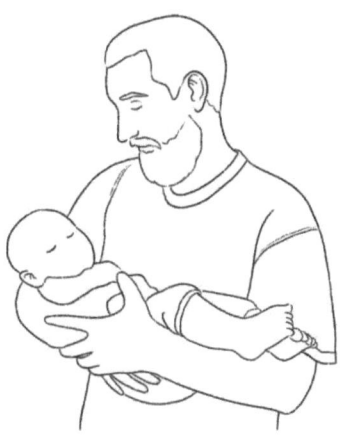

Mach Dir bitte generell jetzt noch keine Gedanken darüber, ob und wie Dein Baby irgendwann mal allein einschläft! Und lass Dir da auch von außen keinen Druck machen. Dein Baby ist noch ganz klein und benötigt jetzt vor allem Deine Nähe und Co-Regulation.

Das Hirn Deines Babys steckt mitten in der Entwicklung und ist noch nicht besonders gut darin, sich selbst zu regulieren. Deswegen musst Du ihm dabei helfen! Das geht über reines Beruhigen hinaus: Deine Nähe, leise Stimme und eigene Ruhe geben Deinem Kind Sicherheit, Vertrauen und spenden Trost. Das wiederum schafft die Grundlage zum (Ein)Schlafen.

So! Jetzt schläft Dein Baby. Oder doch nicht? Ist es etwa schon wieder wach? Es schneidet Grimassen, grunzt, fiept, hat manchmal die Augen einen Spalt geöffnet und zappelt. Wie kann das denn sein? Dahinter steckt eine der beiden Schlafphasen, die den Neugeborenenschlaf prägen: der aktive Schlaf. Die Schlafzyklen von Neugeborenen und kleinen Babys unterscheiden sich stark von denen eines Erwachsenen. Bei den Kleinen gibt es den aktiven Schlaf und den tiefen Schlaf (und dazwischen noch Übergangsphasen, die wir hier mal vernachlässigen). Im aktiven Schlaf, der bis zu 75 % des Gesamtschlafes ausmachen kann, wirkt Dein Baby manchmal fast, als sei es wach. Im tiefen Schlaf hingegen atmet es ruhig und sieht aus, wie man sich ein schlafendes Baby eben vorstellt. Ein großer „Anfängerfehler", den ich natürlich auch gemacht habe, ist, den aktiven Schlaf mit dem Aufwachen des Babys zu verwechseln und sofort eingreifen zu wollen. Mein Tipp: warte erst einmal ab, vermutlich ist Dein Baby gleich wieder im Tiefschlaf!

Mit der Zeit reift das kleine Gehirn weiter und damit auch die Schlafzyklen, ein Tag-Nacht-Rhythmus etabliert sich ebenfalls. Hier passiert relativ viel auf einmal, und zwar zwischen dem dritten und fünften Lebensmonat. Insbesondere mit etwa vier Monaten kann es sich so anfühlen, als habe Dein Baby es gerade gemeistert, nachts einige Stunden am Stück zu schlafen – und plötzlich ist der ganze Fortschritt weg. Auch die Tagesschläfchen können sich in dieser Zeit auf etwa 30 Minuten verkürzen und sich von vier auf drei Nickerchen reduzieren. Dieses Phänomen nennt sich „Vier-Monats-Schlafregression" und ist eigentlich ein Fortschritt, auch wenn es sich anders anfühlt! Hier findet nämlich die Reifung der Schlafzyklen statt, sodass diese immer mehr den Zyklen von Erwachsenen ähneln. Leider bezahlst Du für diesen Fortschritt mit ein paar Wochen nicht so guten Schlafs. Sorry! Aber danach wird es in der Regel besser.

Aber was tun, wenn alles doof ist und *gar nichts* besser wird? Wenn das Einschlafen schlecht klappt, längere Schlafabschnitte sich ebenso wenig abzeichnen und Du nur noch ein Schatten Deiner selbst bist, weil Du nicht genug schläfst?

Wenn Du gute Unterstützung hast, bitte Deinen Partner oder Deine Partnerin, einige Nächte mit der Flasche (oder einem

Fütterungssystem) zu übernehmen; das geht ja auch mit abgepumpter Milch. Hierbei ist es sinnvoll, auf den Pumpzeitpunkt zu achten: Abendmilch macht schläfriger als Morgenmilch. Falls Du eine Oma, einen Opa, Freundinnen oder Freunde zur Hand hast, kannst Du sie tagsüber damit betrauen, sich über einen Zeitraum, mit dem Du Dich wohlfühlst, um das Baby zu kümmern, damit Du Schlaf nachholen kannst. Wenn Du die Möglichkeit hast, stelle sicher, dass Du nachts zumindest den ersten Schlafzyklus mitnimmst – das ist der „erholsamste".

Und dennoch hilft all das möglicherweise auch noch nicht genug. Dann ist es ratsam, mal wieder Deine Hebamme oder ggf. den Kinderarzt bzw. die Kinderärztin zu kontaktieren. Auch eine Babyschlafberatung mit entsprechender Qualifikation ist einen Versuch wert und kann Dir neue Impulse und Ideen liefern, um mit der Situation verbessern.

Zum Abschluss dieses Kapitels müssen wir jetzt noch über ein Thema sprechen, das hochemotional diskutiert wird und sehr kontrovers ist: „Ferbern", „Schreien lassen" oder „sanftere" Methoden des Schlaftrainings. Vorwarnung; die nun folgenden Ausführungen können Spuren persönlicher Meinung enthalten.

Die Studienlage ist in alle Richtungen recht dürftig. Während die einen Sleeptraining als Hexenwerk verschreien, preisen es die anderen als Universallösung für alle Schlafprobleme an.

Fakt ist: massiver Schlafmangel im „vierten Trimenon" kann eine postpartale Depression begünstigen. In ihrer Verzweiflung greifen einige Mamas zu Methoden des Schlaftrainings. Andere wiederum tun es, weil sie wieder Zeit allein ihrem Schlafzimmer oder mehr Zeit in ihrer Partnerschaft verbringen möchten. Und manchen wurde es einfach als „macht man eben so" verkauft.

Schlaftraining ist ein Sammelbegriff für verschiedene Interventionen, deren Ziel es ist, dass das Kind allein im eigenen Zimmer einschläft und nachts weniger häufig erwacht. Dabei gibt es diverse „Härtegrade": die „Cry it out"-Methode besteht einfach daraus, das schreiende Kind in sein Bett zu legen und den Raum zu verlassen. Irgendwann schläft das Kind ein. Nach einigen Nächten bleibt das Schreien aus. „Ferbern" ist eine Methode, die vom amerikanischen Arzt Richard Ferber in den 1970er Jahren erdacht wurde und zum Beispiel im Buch „Jedes Kind kann schlafen lernen" beschrieben wird. Sie sieht vor, das Kind über immer länger werdende Zeiträume allein zu lassen. In den Pausen geht man ins Kinderzimmer, zeigt Präsenz, beruhigt das Kind – aber nimmt es nicht zum Trösten aus dem Bett heraus. Auch hier ist normalerweise nach wenigen Tagen Ruhe. Andere Schlaflernprogramme beinhalten, dass ein Elternteil anfangs neben dem Kind „campt" und es in den Schlaf streichelt, wobei mit der Zeit immer weniger Berührung und immer mehr Abstand zum Babybett vorgesehen sind.

Alle Methoden zielen auf die Selbstständigkeit des Babys beim Ein- und Durchschlafen ab, auf das Reduzieren von Berührung und Präsenz und auf das Alleinlassen. Beginnen „sollte" man mit diesen Methoden gemeinhin erst ab einem Alter von etwa sechs Monaten. Laut den Infoseiten der Bundeszentrale für gesundheitliche Aufklärung ist Schreien in den ersten drei bis vier Monaten „mit einer starken inneren Erregung verbunden, aus der Ihr Kind allein nicht mehr herausfinden kann". Wenn Du also Sleeptraining-Methoden anwenden möchtest, tu es bitte auf keinen Fall in den ersten vier bis sechs Monaten.

Was am Schlaftraining kritisiert wird, ist augenscheinlich: das Baby hat keinen uneingeschränkten Kontakt mehr zur Hauptbezugsperson, von der es nichts anderes kannte als Nähe, Wärme und Trost. Während Befürworter behaupten, dass das Baby sich nach wenigen Tagen effektiv selbst beruhigen könne, gehen Kritiker davon aus, dass das Kind einfach nur aus Erschöpfung aufgegeben habe. Kein Wunder, dass diese Debatte so emotional geführt wird!

Wie ist denn die Datenlage? Kurzum: nicht so doll. Es gibt einige Studien, die zeigen sollen, dass Kinder weniger häufig wach werden nach dem Sleeptraining. Diese Studien basieren aber hauptsächlich auf Elternbefragungen. Eine andere, recht große Studie zeigte jedoch 2015, dass die Elternbefragungen kein zuverlässiges

Tool sind: die Kinder wachten ähnlich häufig auf, wurden dabei von den Eltern aber nicht bemerkt. Außerdem füllen Eltern, die einen Effekt erwarten, Fragebogen vielleicht eher wohlwollend aus (Schuld ist der Placebo-Effekt). Studien, die Auswirkungen des Schlaftrainings auf die mentale Entwicklung der Kinder untersuchten, fanden unterschiedliche Ergebnisse. Eine vielzitierte Studie, die zeigt, dass Babys nach dem Schlaftraining mit erhöhten Cortisolwerten (also sehr gestresst) aufwachten, war methodisch nicht besonders sauber. Andere Studien, die zeigen sollen, dass es keine Auswirkungen von Sleeptraining auf das Bindungsverhalten der Kinder gibt, unterschieden nicht nach den verschiedenen Arten von Sleeptraining und kontrollierten auch nicht, welche Einschlafmethoden die Eltern aus der Nicht-Sleeptraining-Gruppe verwendeten. Wirklich brauchbar ist nur folgende Schlussfolgerung: Eltern von Kindern, die ein Schlaflernprogramm durchlaufen haben, wachen seltener auf.

Übersetzt heißt das: ein Schlaftraining nützt den Eltern, nicht dem Baby. Die Kinder wachen so häufig auf wie ohne Schlaftraining, bleiben dabei aber ruhig. Bleibt die Frage, ob das Kind sich nun plötzlich selbst beruhigen kann – oder ob es gelernt hat, dass ohnehin niemand kommt, wenn es sich regt. Da sich die Hirnreife, die benötigt wird, um sich zuverlässig selbst zu beruhigen, erst langsam über Monate und Jahre hinweg entwickelt, scheint der zweite Erklärungsansatz realistischer.

Entwicklungspsychologisch betrachtet werden in den ersten Lebensjahren die Weichen für das Bindungsverhalten gestellt: wenn Dein Baby lernt, dass Du zuverlässig auf seine Bedürfnisse reagierst, entwickelt es eine sichere Bindung zu Dir, ein Urvertrauen, das Auswirkungen auf sein späteres Empfinden und Beziehungsleben haben wird. Aus dieser „bindungstheoretischen" Sicht ist Schlaftraining keine besonders gute Idee. Natürlich kannst Du nicht auf jede Regung Deines Kindes immer sofort reagieren. Aber grundsätzlich ist das Schreien Deines Babys ein Hilferuf, der nicht ignoriert werden sollte, wenn es auch anders geht. Ein Baby, das nicht in der Nähe seiner Eltern geschlafen hat, war im Laufe der menschlichen Geschichte der Gefahr des Verlassenwerdens oder des Gejagtwerdens ausgesetzt. Das Echo dieser Gefahr in der Neuzeit zeigt sich als der Stress, den Dein Baby beim Alleinsein empfindet – und auch Dir fällt das Schreienlassen und das Alleinlassen Deines Kindes vermutlich schwer. Das ist auch das konzeptionelle Problem, das ich mit dem Schlaftraining habe: es trainiert Deinem Baby und Dir ganz essenzielle Bedürfnisse ab. Außerdem reguliert Deine Nähe Dein Baby auch körperlich: Atmung, Temperatur und Herzschlag passen sich an, wenn ihr beieinander seid. Nicht umsonst wird empfohlen, dass das Baby sein erstes Jahr im elterlichen Schlafzimmer verbringt.

Gabor Maté, ein kanadischer Mediziner und Autor, sagte dazu: „Versuch mal, einer Katzenmutter zu sagen, sie soll die Schreie ihres Kindes ignorieren. Versuch einer Orang-Utan-Mutter zu sagen, sie soll die Nöte ihres Babys ignorieren. Dann wirst Du herausfinden, wie wütend sie wirklich werden können." Schlaftraining ist einfach nicht in Einklang zu bringen mit den Bindungsbedürfnissen Deines Babys.

Die Alternative ist, Dein Baby mit Co-Regulation in den Schlaf zu begleiten und für es da zu sein, wenn es nachts wach wird. Wenn Du zuverlässig Präsenz zeigst und Ruhe demonstrierst, wird Dein Kind lernen, dass immer jemand kommt, wenn es in Not ist. Zusammen mit der sich entwickelnden Hirnreife hast Du so einen guten Fahrplan für ein durchschlafendes Kind. Dauert es länger? Ja. Ist es anstrengender? Vermutlich. Aber Deine Kinder sind nur einmal so klein und gerechnet auf die Gesamtzeit, die Du auf diesem Erdenrund verbringst, sind auch drei Jahre mit einem einschlafbegleiteten Kind sehr wenig. Ich persönlich möchte meine Erinnerungen daran nicht missen. Und auch nicht die an das Augenrollen beim dritten nächtlichen Aufwachen: es ist ebenso Teil der Reise gewesen.

Aber unterschiedliche Mamas handhaben das unterschiedlich. Wenn eine Mama ein Schlaflernprogramm anwendet, weil sie sonst zusammenbricht, bin ich die Letzte, die das verurteilt. Ich selbst war, bevor ich meine Kinder bekommen habe, der Idee des

Schlaftrainings gar nicht mal so abgeneigt. Mit dem Kennenlernen meiner Kinder und meinem aufkeimenden Selbstverständnis als Mama habe ich aber gemerkt, dass das für mich auf keinen Fall in Frage kommt. Am Ende muss jede Mama diese Entscheidung für sich selbst treffen.

Babyschlaf ist wild, unberechenbar und wird Dich als Thema noch weit über die ersten Wochen hinaus begleiten. Es gibt Babys, die es ihren Eltern leicht machen, schnell viel am Stück schlafen und sich brav an Abläufe und Schlafmuster halten. Und am anderen Ende des Spektrums finden sich Kinder, die ihre Eltern stündlich wecken, schlecht wieder in den Schlaf finden und ihre gesammelten Tageserfahrungen in unruhigen Nächten verarbeiten.

Vielleicht läuft es gerade top und Du glaubst, die Schlafmuster Deines Kindes verstanden zu haben – und dann kommt ein Zahn um die Ecke, oder eine Erkältung, oder die Schlafregression, oder ein besonders aufregender und vollgepackter Tag. Manchmal gibt es auch ein paar miserable Nächte, ohne dass eine Erklärung dafür offensichtlich wäre. Und manchmal klappt alles wie am Schnürchen.

Wichtig bei all dem ist, dass Du konstant für Dein kleines Würmchen da bist, ihm Liebe und Zuverlässigkeit demonstrierst und co-regulierst. Mit der Zeit etablierte Routinen helfen Deinem Baby als Anker- und Orientierungspunkte.

Und irgendwann wachst Du morgens auf und fragst Dich, warum Dein Kind Dich noch nicht geweckt hat – weil es durchgeschlafen hat. Irgendwann hast Du Dein Schlafzimmer wieder für Dich. Irgendwann zerrst Du einen mürrischen Teenager vormittags um 11 Uhr aus dem Bett. Und denkst dann vielleicht kurz wehmütig an diese herausfordernde und doch wunderschöne Zeit zurück, als Du ein kleines Baby ins Traumland begleiten konntest.

Kapitel 12: Babypflege: Windeln, Haut & Haar

Babypflege wird eine Deiner Hauptbeschäftigungen in den ersten Wochen und Monaten. Viel davon hast Du eventuell schon im Geburtsvorbereitungskurs gehört oder bei Kindern befreundeter Eltern gesehen. Dennoch gibt es auch bei diesem Thema ein paar hilfreiche Kniffe und vor allem die ein oder andere Überraschung.

Ungefähr 2000 mal wirst Du Deinem Baby im ersten Lebensjahr die Windeln wechseln und die ersten Male wird es im Krankenhaus passieren, wo Du Dich bei Bedarf anleiten lassen kannst. Möglicherweise hat aber gerade eine ganze Wagenladung Erstgebärender die Wochenstation betreten und deswegen hat niemand Zeit, Dir zu zeigen, wie man wickelt: dann lohnt es sich, dieses Kapitel schon mal angeschaut zu haben.

Wenn Dein Kind eines kann, dann ausscheiden. Häufige nasse Windeln sind ein gutes Zeichen dafür, dass Dein Baby gut trinkt und auch das schöne Geräusch einer sich füllenden Kotwindel wird sich bald mehrfach am Tag durch Deinen Alltag ziehen (oft während einer Mahlzeit oder kurz danach). Also dann, los geht's, wechseln wir Babys Windel!

Du benötigst einen Wickeltisch oder eine andere sichere Oberfläche, auf der Du eine Wickelunterlage platzieren kannst. Weiterhin wäre eine frische Windel ganz praktisch sowie Feuchttücher und ggf. eine Pflegecreme.

Ich verstehe, dass Du Dich vor der Geburt mit Windeln bevorraten willst, aber damit würde ich noch warten. Es gibt Windeln auf der Wochenstation und da kannst Du in aller Ruhe ausprobieren, ob Dein Kind Größe 0, 1 oder vielleicht sogar schon 2 braucht. Von dort aus kannst Du dem anderen Elternteil eine Einkaufsliste erstellen. Wir hatten bei unserer ersten Tochter vorab einen Big Pack Windeln in Größe 0 besorgt, nur um festzustellen, dass wir keine einzige davon je benötigen würden. Als Alternative zu den Wegwerfwindeln gibt es übrigens auch Stoffwindeln – mit denen haben wir uns allerdings nie beschäftigt, weswegen ich mich dazu auch nicht kompetent äußern kann. (Sorry.)

Windelwechseln ist eine super Gelegenheit, mit Deinem Baby Blickkontakt aufzunehmen und zu kommunizieren. Vor lauter Geschäftigkeit vergisst man vielleicht manchmal, mit dem kleinen Mops zu sprechen: versuch, Dich bewusst mit Deinem Baby zu unterhalten und erzähle ihm beispielsweise, was Du da gerade tust.

Baby sind leider eher so mittelkooperativ beim Wickeln. Sie gehen nicht von allein in die Pobrücke und wenn Du sie wieder anziehen möchtest, fühlt es sich an, als würdest Du einem wütenden Oktopus vier Hosen überstülpen wollen. Deswegen ist es wichtig, dass Du Dein Baby zum Wickeln sicher und fest greifst. Mit Deiner rechten Hand greifst Du Babys rechten Oberschenkel und beugst das Hüftgelenk leicht (bei Linkshändern entsprechend andersherum). Dadurch liegt das linke Beinchen automatisch auf Deinem Arm. Damit hebst Du den Po des Kindes leicht an, was das Aus- und Anziehen der Windel sowie das Reinigen erleichtert. Bitte nicht zu weit hochziehen, sonst knickt der Nacken ab! Auf diese Weise belastest Du die Gelenke nicht zu sehr. Die Alternative, beide Knöchel des Babys zu umfassen und hochzuziehen, ist zu viel für die Gelenke und lässt Babys Knöchel aneinander reiben. Alternativ kannst Du das Baby auch einfach auf die Seite drehen. Viele Neugeborene mögen das lieber, weil der Bauch so nicht zusammengedrückt wird.

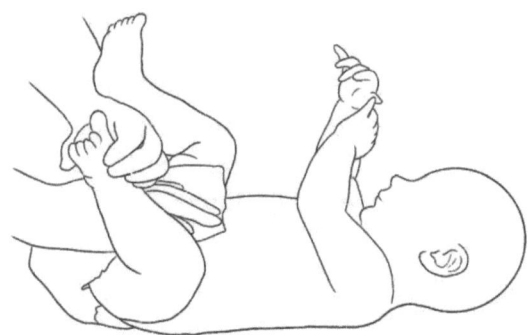

Irgendwann im Laufe Deiner Mamakarriere wirst Du vermutlich angepinkelt werden. Um das Risiko hierfür zu minimieren, solltest Du erstmal kurz warten, wenn das Baby auf dem Wickeltisch liegt – insbesondere nach einem Schläfchen. Du kannst auch erst mit einem Feuchttuch über den Unterbauch streichen; bei einigen Babys löst das einen „Wasserlassreiz" aus. Weiterhin lohnt es sich, alle Utensilien bereits am Wickeltisch liegen zu haben, um den Windelwechsel schnell durchzuziehen. Viel Glück!

Woran merkst Du überhaupt, dass die Windel voll ist? Bei Kotwindeln ist das nicht so schwierig: einmal den Body beiseitegeschoben und reingelinst, oder auch mal die Nase drangehalten, schon ist die Sache klar. Bei Pipiwindeln merkst Du, je nach Füllungsgrad, dass die Windel prall ist. Ansonsten findet sich auf einigen Windelmodellen auch ein gelber Indikatorstreifen, der blau wird, wenn er mit Feuchtigkeit in Berührung kommt. Gerade, wenn die Urinmengen noch klein sind, hilft das gut bei der Beurteilung.

Nun liegt Dein Kind also vor Dir, die alte Windel ist weg (und außer Reichweite des Babys!). Als nächstes säuberst Du den Windelbereich mit einem Feuchttuch: auch die Hautfalten nicht vergessen! Wenn es zu feucht wird, kannst Du mit einer Kompresse oder einem Baumwolltuch abtupfen. Falls die Haut im Windelbereich etwas gerötet ist, kannst Du eine Pflegecreme auftragen. Bei wunder Haut empfiehlt sich eine wirkstoffhaltige Creme, zum

Beispiel mit Zink und/oder Nystatin, einem pilzwirksamen Stoff (beispielsweise Multilind). Bedenke aber bitte, dass das ein Arzneimittel ist und nicht zur reinen Pflege aufgetragen werden sollte. Wenn das zum ersten Mal vorkommt, solltest Du den Windelbereich ohnehin erst einmal der Hebamme zeigen. Übrigens: verwende bitte keinen Babypuder, der kann, wenn er eingeatmet wird, zu schweren Atemproblemen bei Babys führen und wird nicht mehr empfohlen.

Wenn alles versorgt ist, kommt die neue Windel dran. Um eine (Kot)Windelexplosion mit Ausscheidungen an allen Kleidungsstücken und dem Babyrücken zu vermeiden, solltest Du folgendes beachten:

- **Beinbündchen**: viele Windeln haben kleine Bündchen an den Beinen, die Du nach außen krempeln solltest
- **Täschchen**: Du kannst mit der Rückseite der Windel eine Auffangtasche für Babystuhlgang basteln, indem Du den oberen Windelrand nach innen faltest. Einige Windelmodelle haben neuerdings schon von Haus aus ein solches Täschchen eingebaut
- **Landezone**: auf vielen Windeln ist vorne ein Band eingezeichnet; dort sollen die Klebefalze aufgebracht werden. Je nachdem, wo die Klebefalze landen, siehst Du, ob die Windelgröße noch geeignet ist. Zu kleine und zu große Windeln laufen schneller aus.

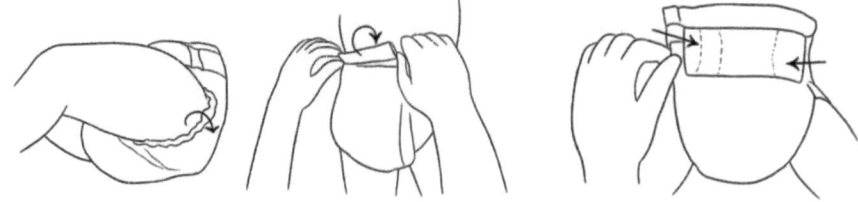

Vermutlich wirst Du trotz alledem irgendwann eine Windelexplosion managen müssen oder Dich anpinkeln lassen. Gehört einfach dazu.

Bei Windelgrößen solltest Du Dich nicht allein an den Gewichtsvorgaben der Windelhersteller orientieren. Jedes Baby hat einen anderen Körperbau; spätestens dann, wenn Dein Baby mehrere Nächte hindurch auslaufende Windeln hat, ist es Zeit, die Größe zu wechseln. Auch die Landezone ist ein guter Indikator.

Wenn Dein Mäuschen nun frisch gewickelt ist, kannst Du es wieder vom Wickeltisch heben. Auch dafür gibt es eine Technik: Du drehst das Kind auf die Seite und hebst es darüber seitlich hoch. Alternativ hebst Du es frontal vom Tisch, fasst aber dabei unter die Schultern und stützt den Kopf mit den Fingern ab. Bitte nicht einfach an den Schultern oder Armen hochziehen und den Kopf zurückfallen lassen!

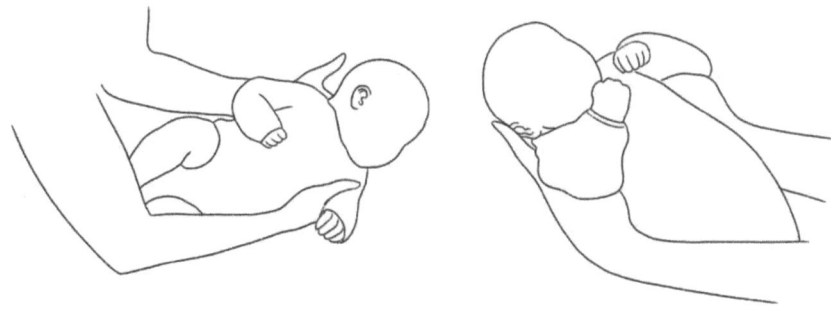

Zuletzt solltest Du dafür Sorge tragen, dass der Ausflug auf den Wickeltisch für Dein Baby sicher ist. Bitte lass immer eine Hand am Kind: manchmal sind die Kleinen einfach unberechenbar und wackeln, drehen und zucken sich in Richtung Abgrund. Auch sollten weder die volle Windel, noch irgendwelche Kabel oder Salben in der Reichweite des Babys sein.

In den ersten Tagen nach der Geburt spielt noch ein anderes Thema eine große Rolle: der Nabelschnurrest. Der trocknet so vor sich hin und Du achtest beim Windelanziehen natürlich drauf, die Windelvorderseite unter der Nabelschnur abzuknicken. Der Rest Eurer ehemaligen Verbindungsleitung wird bald von allein abfallen, hilf bitte nicht nach und berühre den Nabel möglichst wenig. Beide Male ist dieser Rest meinem Mann beim Windelwechseln in die Hände gefallen, was ihn stets kurz erschreckt hat. Zeig die Stelle am besten Deiner Hebamme, eventuell tritt noch etwas Sekret aus (im Falle einer ernsthaften, eitrigen Entzündung hilft nur der Gang in die Kinderarztpraxis).

Vielleicht findest Du unter dem Nabelschnurrest aber auch eine beerengroße Wucherung: dann hat Dein Baby ein Nabelgranulom. Das ist an sich eine harm- und schmerzlose Wucherung, die aber behandelt gehört. Wir hatten das Vergnügen bei unserer zweiten Tochter und ich habe mich zu Tode gesorgt, weil ich davon noch nie gehört hatte. Ebenso wenig von der Behandlungsmethode: salzen. Handelsübliches Kochsalz draufstreuen und abwarten. Nach einem Tag Salzbehandlung sah bei uns alles wieder top aus! Aber auch das sollte eine Hebamme überwachen.

Dann kam bei uns noch der Nabelbruch: diese kleine Beule am Nabel kann bei bis zu 30 % der Babys auftreten und ist in den allermeisten Fällen kein Grund zur Besorgnis. Durch eine „Schwachstelle" in der Bauchwand wird der Nabel nach außen gestülpt. Bis zum Vorschulalter verheilt der Nabelbruch meist, kann aber walnussgroß werden. Wenn Dich das irritiert, lass Deine Hebamme draufschauen – oder den Kinderarzt bzw. die Kinderärztin, falls die Stelle schmerzhaft wird oder die Farbe ändert.

Es ist also ganz schön viel los am Bauchnabel. Wenn der Nabelschnurrest abgefallen und alles verheilt ist, darfst Du Dein Baby dann endlich baden! Whoop whoop!

Die Bade-Duties sind eine schöne Bonding-Aktivität, die auch Dein Partner oder Deine Partnerin übernehmen kann. Übrigens: Wie auch beim Windelwechseln solltet ihr beide über geschlechtsspezifische Reinigungsmethoden und Besonderheiten informiert sein. Als Papa wissen einige Männer vielleicht nicht, dass bei

Mädchen der Intimbereich immer von vorn nach hinten gewischt werden sollte, um Infektionen der Vulva und Vagina zu vermeiden. Außerdem müssen die Schamlippen auseinandergezogen werden, um eventuelle Kotreste zu beseitigen. Weiterhin können kleine Polypen an der Vagina bei neugeborenen Mädchen euch vielleicht irritieren, genauso wie Schleimabgang oder Mini-Blutungen, die aufgrund der Hormonumstellungen bei weiblichen Babys auftreten können. Umgekehrt wissen Mamas vielleicht noch nicht, dass sie die Vorhaut ihres neugeborenen Sohnes beim Reinigen nicht zurückziehen sollten und darauf achten müssen, auch die Hoden und den darunterliegenden Bereich zu waschen. Oder dass der Penis beim Wickeln „heruntergeklappt" werden muss, wenn der Urin in der Windel bleiben soll. Habt hier bitte keine falsche Scham und redet miteinander, wenn ihr Fragen habt.

Zurück zum Baden! Am Anfang haben wir eine kleine Babywanne benutzt, um zu testen, wie unsere Mädels das Baden so finden. Sie fanden es glücklicherweise beide großartig! Als die beiden etwas älter waren, folgte dann der Umzug in die große Badewanne, natürlich immer in Begleitung eines Elternteils. Am sichersten fahrt ihr mit einer Badewannenmatte, damit beim Aufstehen keine Unfälle passieren. Badezusätze braucht ihr in der Regel noch nicht, Shampoo genauso wenig (eine Ausnahme ist, wenn Dein Kind auffällig trockene Haut hat oder zu Neurodermitis neigt – dann kannst Du rückfettende Öle ins Badewasser geben). Ein oder zwei Badewannenausflüge pro Woche reichen. Das Badewasser sollte ungefähr 36°C haben; vergiss aber bitte nicht, auch das Badezimmer aufzuheizen und den Wärmestrahler beim Abtrocknen anzuschalten. Apropos abtrocknen: achte darauf, jede Hautfalte trockenzutupfen, damit sich da kein feuchter Nährboden für Pilzbefall bilden kann. Ja, tupfen: nicht rubbeln! Das mag die Neugeborenenhaut nämlich gar nicht.

Je mehr Dein Baby zunimmt, desto mehr Speckfalten machen sich breit. Überall. Dein kleines Michelinmännchen wird Speckfältchen an Stellen haben, die Du vorher gar nicht für

Speckfaltenbildung in Betracht gezogen hast: mitten auf dem Unterarm, am Fußknöchel, mehrfach am Hals. Und gerade die machen manchmal ein wenig Probleme. Insbesondere in die Halsfalten (aber auch hinter das Ohr) fließt beim Stillen manchmal Milch ab, was zu wunden Stellen und kleinen Ekzemen führen kann. Achte bei der täglichen Reinigung daher darauf, diese Stellen besonders gut zu säubern und trocken zu halten. Wenn sich doch einmal ein Ekzem bildet, kannst Du zur Reinigung Kompressen mit gut konzentriertem, abgekühlten Schwarztee füllen und auftragen, anschließend wird mit einer sauberen Kompresse trockengetupft und bei Bedarf Zinksalbe aufgetragen. Heilwolle ist auch eine Option, aber in die Hautfalte geklemmt kriegst Du sie realistischerweise sowieso nicht und es reagieren vergleichsweise viele Menschen allergisch darauf. Du ahnst es sicher schon: frag im Zweifel Deine Hebamme.

Zur Babypflege gehört auch die Nagelpflege der Kleinen. Die Nägel werden erst im Laufe der Zeit richtig fest. Das ist freundlich von Mutter Natur, sonst würden die Mäuse uns die Gebärmutter zerkratzen. Die weichen Babynägel dürfen in den ersten sechs Wochen nicht geschnitten werden, damit Du die Nagelhaut nicht verletzt. Überstehende Nagelreste kannst Du abreißen. Dein Verlangen, die Nägel zu trimmen, wird mit jeder Schramme wachsen, die sich Dein Kind beim ungelenken Gestikulieren ins Gesicht kratzt, aber bitte warte die sechs Wochen ab.

Danach darfst Du mit der Nagelschere loslegen. Aber so einfach ist das gar nicht. Erinnerst Du Dich an den wütenden Oktopus? Der hat jetzt auch Nägel. Deswegen habe ich erst einmal erfolglos versucht, die Nägel nur im Schlaf zu schneiden. Das ging nicht, ohne die kleine Madame zu wecken. Die Lösung war eine elektrische Babynagelfeile, mit der ich meinen Nageldesign-Fertigkeiten frönte, während das jeweilige Baby bei meinem Mann in der Trage saß. So konnten wir die Gesichtskratzer erheblich reduzieren.

Wenn wir gerade schon bei Fingern sind: es kann passieren, dass Dein Baby, das seine Hände leider gerne in Deinen Haaren vergräbt, sich ein Haar um sein kleines Fingerchen wickelt und damit die Blutzirkulation abschnürt. Das ist äußerst schmerzhaft und kann im allerschlimmsten Fall zum Absterben von Fingerchen und Zehen führen. Wenn Dein Baby also schreit und Du keinen Grund dafür finden kannst, denk immer auch an die Möglichkeit, dass ein Haar oder ein loser Kleidungsfaden sich um einen Finger, einen Zeh oder auch den Penis gewickelt haben könnte. Ist der Bereich bereits stark gerötet, muss umgehend eine ärztliche Praxis aufgesucht werden.

Den letzten Teil des Kapitels bilden einige Phänomene, von denen ich als Mama vor der Geburt natürlich mal wieder nichts wusste.

Wir beginnen mit der Kopfhaut Deines Babys. Irgendwann im zweiten Lebensmonat unserer Töchter bildete sich auf deren Köpfen plötzlich ein gelblich-schuppiger „Helm". Das ist bei Kindern in den ersten Wochen recht weit verbreitet und nennt sich Kopfgneis. Die Schuppen stören das Baby nicht, sie sehen nur gewöhnungsbedürftig aus und entstammen einer übermäßigen Talgproduktion. Neben der Kopfhaut können zum Beispiel auch Stirn und Augenbrauen betroffen sein. Kopfgneis lässt sich gut entfernen, indem Du den Kopf Deines Babys ein paar Stunden vor dem Bad einölst, z.B. mit Mandelöl (falls kein Allergiepotenzial vorhanden ist), und nach dem Bad, eventuell mit Babyshampoozusatz, die Schuppen vorsichtig ausbürstest. Dabei lösen sich vermutlich auch ziemlich viele Haare. Bei unserer ersten Tochter haben wir mit der Kopfgneisentfernung acht Monate gewartet und ihr damit leider etwa 90 % ihrer hart erarbeiteten Frisur wieder entfernt (streng genommen verheilt Kopfgneis auch von alleine innerhalb der ersten Lebensjahre, es ist mehr ein kosmetisches „Problem"). Bei unserer zweiten Tochter haben wir die Behandlung deswegen früher durchgeführt.

Beim Ablösen der Schuppen sollte sich darunter keine stark gerötete und entzündete Haut finden, sonst hat Dein Baby möglicherweise keinen Kopfgneis, sondern Milchschorf. Die

Verwechslungsgefahr ist dabei hoch, allerdings juckt Milchschorf fürchterlich und das Baby leidet darunter. Zudem sind die Schuppen fest und nicht weich wie beim Kopfgneis. Milchschorf tritt etwas später auf als Kopfgneis, etwa ab dem dritten Monat, und kann sich zur Neurodermitis weiterentwickeln. Die Behandlung gehört in kinderärztliche Hände.

Und weil wir gerade über die Frisur gesprochen haben: beim Vergleich der Bilder unmittelbar nach der Geburt mit dem Ist-Zustand fiel uns bei unserer ersten Tochter nach etwa einem Monat auf, dass ihre Haarpracht sich irgendwie ausgedünnt hatte. Nach einigen weiteren Wochen hatten wir da ein kleines Mönchsbaby mit einer Bilderbuch-Tonsur liegen. Babys verlieren viel von ihrem Haupthaar zwischen dem zweiten und vierten Lebensmonat, weil sie nach der Geburt vom mütterlichen Östrogenspiegel abgeschnitten sind. Ihr teilt also ein Frisurenschicksal. Insbesondere an den Stellen, auf denen Dein Baby liegt, macht sich Glatzenstimmung breit. Übrig bleibt dann meist der kleine Mönchskranz. Das kann ziemlich wild aussehen, vor allem dann, wenn sich dazu Kopfgneis und das nächste Phänomen auf unserer Liste gesellen: Neugeborenenakne.

In der zweiten oder dritten Lebenswoche Deines Kindes könnten sich kleine Pickelchen in seinem Gesicht bemerkbar machen. Die können sogar richtig zahlreich werden! Stören tun sie Dein Kleines allerdings nicht. Du kannst versuchen, Muttermilch auf die betroffenen Stellen zu tupfen. Eine Behandlung mit Zink- oder Heilsalbe solltest Du nicht durchführen, erst recht nicht auf eigene Faust. Falls Dein Baby doch Leidensdruck, Juckreiz oder gar Fieber entwickelt, ist es natürlich Zeit für einen Ausflug in die Arztpraxis.

Verantwortlich für die Pickelchen sind – wie sollte es auch anders sein – mal wieder die Hormone. Hormonelle Umstellungen begünstigen auch ein weiteres Hautphänomen in den allerersten Wochen nach der Geburt: Grießkörner bzw. Milien. Diese stecknadelkopfgroßen, weißen Pünktchen bevölkern vor allem Nase und Stirn. Bitte drück nicht darauf herum, die kleinen Racker sind vollkommen harmlos.

Milien, Kopfgneis, Neugeborenenakne und Haarausfall treten, wenn sie es denn tun, alle ungefähr im gleichen Zeitrahmen auf und können bei Deinem Kind zeitweise für ein abenteuerliches Erscheinungsbild sorgen. Durch die Oxytocin-Flutungsanlage in Deinem Gehirn wirst Du das aber vermutlich erst so richtig bemerken, wenn Du Monate später die alten Bilder noch einmal ansiehst. Und da in diesen Zeitraum auch das erste Lächeln Deines Nachwuchses fällt, wird es Dir vermutlich ohnehin egal sein. Diese Dinge sind bei unterschiedlichen Kindern unterschiedlich ausgeprägt. Wir haben zahlreiche Bilder unserer ersten Tochter, auf denen sie aussieht wie ein grinsender pubertierender Mönch, während unsere zweite Tochter die Babypickel übersprungen hat.

Worauf Du Dich aber verlassen kannst, ist, dass all das wieder verschwindet und Dein Baby in einigen Wochen wieder eine glatte Haut und in einigen Monaten wieder eine Frisur haben wird, deren Farbe sich vielleicht sogar ein wenig von der manchmal weniger stark pigmentierten Geburtshaarpracht unterscheiden wird. Und Du wirst feststellen, dass auch pickelige, gneisige erste Babylächelversuche das Süßeste auf der Welt sind.

Kapitel 13: Einschub: Achtung, Pseudowissenschaften!

Frischgebackene Mamas sind oft nervös. Und liegen oft wach. Und die meisten von uns haben ein Smartphone. Das kann zur ungünstigen Kombination werden.

Nichts ist mir wichtiger als die Gesundheit und das Wohlergehen meiner Kinder. Da wird es Dir höchstwahrscheinlich nicht anders gehen – jede Lebensregung des Babys wird beobachtet und es gibt einfach noch so viel zu lernen über diese kleinen Wesen. Durch das Protokollieren von Meilensteinen oder den ein oder anderen Baby-Tagebucheintrag sind wir immer ganz nah an der Entwicklung unserer Kinder dran, auch bei den U-Untersuchungen wird man als begleitender Elternteil ja dazu befragt. Kein Wunder also, dass sich Sorgen breit machen, wenn das Baby etwas komplett Unerwartetes tut oder erst später krabbelt als der Sohn der besten Freundin.

Diese Unsicherheit versuchen viele Leute zu Geld zu machen, insbesondere auf Social Media. Nach vielen Stunden nächtlichen Scrollens hat mein Algorithmus offenbar verstanden, dass ich Kinder habe, und bietet mir ständig Inhalte selbsternannter Spezialisten an. Wenn ein Video anfängt mit „Hi, ich Steffi und *zertifizierte* Baby-*beliebiges-Thema*-Spezialistin" weiß ich schon, dass mir Steffi eine Minute später etwas verkaufen will.

„Dein Baby bewegt sich viel im Schlaf? Es könnte bewegoforme Schlafomatose haben. Abonniere meinen Kanal für mehr Infos!"

„Dein Kind spuckt manchmal Milch wieder aus? Oh oh, es hat einen Reflux! Kommentiere „Milchkotze" und ich sende Dir mein E-Book zu!"

„Was? Dein kleiner Schatz hat gerade eine Pobrücke gemacht? Wenn Du jetzt nicht intervenierst, wird er sich in spätestens drei Jahren nur im Handstand fortbewegen! Buche meinen Kurs, um das zu verhindern!"

„Mist, Ihr gestilltes Baby liebt noch nicht gleich alle Breiarten der Welt. Es ist vermutlich entwicklungsgestört. Mit unserer neuartigen Milchnahrung beheben Sie das!"

Merkwürdigerweise sind alle Content-Kreatoren auf einmal „Spezialisten" mit oft relativ fragwürdiger Qualifikation. Was sie aber schnell können: jedes Babyverhalten problematisieren, Diagnosen stellen und Dir die passende Anleitung zum Beheben verkaufen. Ich finde, das ist ein perfides Geschäftemachen mit Deiner Nervosität und Du hast jedes Recht, eine gute alte (gar nicht mal nur) Kinderfrage zu stellen: „Und woher weißt Du das?" Irgendwas irgendwo gelesen zu haben oder eine zweiwöchige Online-Fortbildung bei einem Guru gemacht zu haben, ist keine Qualifikation.

Natürlich stellt jede Mama im Laufe ihrer Mutterschaft fest, was für das eigene Kind funktioniert und was nicht. Das ist super, so funktioniert Mamasein ja auch. Nun aber auf die Idee zu kommen, das eigene Erleben zu generalisieren und anderen überzustülpen, am besten noch gegen Geld, halte ich für nicht zielführend. Wenn Du Dir wirklich Sorgen um gesundheitliche Themen und den Entwicklungsstand Deines Babys machst, solltest Du als allererstes Deine Hebamme, die Kinderärztin oder den Kinderarzt befragen, bevor Du Instagram-Spezialisten dafür bezahlst.

Damit will ich nicht sagen, dass es auf Social Media keine tatsächlichen Profis gibt. Im Gegenteil! Wir haben auch schon Schlafberatungen in Anspruch genommen und dabei gleich gemerkt, wie sich die Spreu vom Weizen trennt. Während die erste uns absolut nichts gebracht hat, weil hier mit veralteten und recht nah am Schlaftraining vorbeischlitternden Methoden gearbeitet wurde, hat die zweite Beratung einer qualifizierten Spezialistin unser Problem tatsächlich gelöst.

Schau Dir bei solchen Beraterinnen und Beratern also bitte als erstes die Qualifikation an und scheue Dich nicht, nachzufragen, bevor Du Unsummen ausgibst.

Auf Social Media und in Mamiforen suchen viele Frauen auch Antworten auf gesundheitliche Fragen, auf Sorgen und Nöte. Es gibt Plattformen, auf denen qualifiziertes Gesundheitspersonal Deine Fragen kostenfrei beantwortet, zum Beispiel „Rund ums Baby". Du kannst Dir dort einen Account erstellen und Ärztinnen, Ärzte, Wissenschaftlerinnen und Wissenschaftler, Hebammen und weitere Fachleute um Rat fragen. Das geht in der Regel schnell, ist aber nichts für Notfälle! Da hilft nur der Besuch in der kinderärztlichen Praxis oder der Notaufnahme.

Nicht so tolle Ratgeber hingegen sind irgendwelche Erklärvideos auf Instagram oder Tiktok, oder der nächsten großen Social Media Plattform. Mein Lieblingsbeispiel für diesbezüglichen, wenn auch in diesem Fall harmlosen, Quatsch sind Videos über die angeblich so genannte „Cross Identification". Darunter verstünde man, dass das Baby beim Stillen den Mund der Mutter berührt, um ihr auch etwas zurückzugeben. Ach, Mensch. Wie rührend! Mein Baby versteht, dass ich die Mama bin und will nur das Beste für mich! Es gibt nur ein Problem damit: das ist frei erfunden. Wenn man sich einmal die Mühe macht und nachsieht, ob es außerhalb von Social Media irgendwelche Fachliteratur zu diesem Thema gibt, findet man – nix. Cross Identification existiert nur in den sozialen Medien, wird dort aber als Fakt verkauft. So ist es leider auch mit weniger harmlosen Themen, zum Beispiel der Babygesundheit.

Genauso schlimm sind Foren, die nicht von Fachfrauen bzw. Fachmännern moderiert werden. Jede Frage, die Du Dir während der Schwangerschaft, im Wochenbett und darüber hinaus stellst, ist in einem solchen Forum schon mal gestellt worden. Die Antworten rangieren von *„ach, egal was es ist, wird schon werden"* über *„hättest Du Dein Kind bloß nicht impfen lassen!!11"* bis hin zu *„oh nein, da wär ich vor zwei Wochen schon in der Notaufnahme gewesen, jetzt ist es wohl zu spät für euch"*. In manchen

Situationen ist es hilfreich, zu lesen, dass es anderen Mamas in bestimmten Belangen genauso ging. In den meisten Situationen kommst Du aber vermutlich unsicherer aus der Recherche heraus, als Du hineingegangen bist oder – noch schlimmer – mit einem falschen Gefühl der Sicherheit. Bei Gesundheits- und Entwicklungsfragen sind Fachleute noch immer Deine besten Ansprechpartner.

Hier ein schönes Beispiel aus einem Forum: eine werdende Mama will wissen, ob der Körper bei einer Erkältung die Geburt hinauszögert, weil sie erkältet ist und Angst vor der Entbindung hat. Eine andere Schwangere antwortet unter anderen:

„[...] Die Ärztin aus dem KH hat mir nebst Paracetamol, Amoxicillin verschrieben. [...] Laut Rücksprache, u.a. hier im Forum, kann ich das bedenkenlos einnehmen."

Die Meinung der Forumsbewohnerinnen wiegt also schwerer als die der verschreibenden Ärztin. Puh. Weiter geht's:

„Hab seit gestern Morgen keine mehr genommen, da ich es auch so schaffe."

Da stellen sich der Apothekerin in mir die Nackenhaare auf. Antibiotika wie Amoxicillin müssen immer über die ärztlich festgelegte Dauer hinweg eingenommen werden, denn ein Abklingen der Symptome bedeutet nicht, dass alle Erreger abgetötet wurden. Das kann richtig gefährlich werden. Okay, noch weiter:

„Dieses Amoxicillin ist ein Medikament, was bei bakteriellen Virusinfektionen eingesetzt wird [...]."

Alles klar. Bakterielle Virusinfektionen. Da habe ich ein bisschen geweint und fassungslos Screenshots gemacht.

Versteh mich bitte nicht falsch. Ich finde Foren für den Erfahrungsaustausch, ob online oder offline, hilfreich und gut. Man kann sich wertvolle Ratschläge und „mom hacks" holen und umgekehrt anderen Mamas mit den Erfahrungen helfen, die man selbst gesammelt hat. Was anderes tue ich hier ja auch nicht. Aber ich bin mir der Grenzen meiner Qualifikation bewusst: wenn sie erreicht sind, habe ich kein Problem damit, an Menschen zu verweisen, die sich richtig gut auskennen. Bei Gesundheits- und Entwicklungsthemen haben aber viele Ratschlagende nicht auf dem Schirm, welche Konsequenzen eine eventuelle Fehleinschätzung der Situation haben könnte. Besonders drastisch ist das beim Thema Impfen. Gefühlt jeder zweite Elternteil auf Instagram, Tiktok & Co. hat ein massives Problem damit, seine oder ihre Kinder impfen zu lassen (oder sich selbst in der Schwangerschaft). Dabei gibt es hier nicht einmal den Hauch einer Diskussion: alle in Deutschland zugelassenen und von der Ständigen Impfkommission (STIKO) empfohlenen Impfungen im Kindesalter sind bewiesenermaßen sicher, effektiv und lebensrettend. Den Impfempfehlungen gehen monate- und jahrelange Beobachtung und Auswertung aller verfügbaren Daten voraus. Um es ganz klar zu sagen: niemand möchte schwerkranke oder tote Babys durch Impfungen. Niemand profitiert davon. Im Gegenteil: Impfungen retten jedes Jahr tausenden Kindern das Leben. Wenn Kinder die Möglichkeit haben, ihr Immunsystem an harmlosen Varianten der Erreger zu trainieren, müssen sie die schweren Erkrankungen inklusive furchtbarer Komplikationen nicht durchmachen. Sie bekommen einen Tag leichtes Fieber statt einer Hirnhautentzündung. Und durch den Herdenschutz sind auch solche Kinder und Erwachsene sicher, die (noch) nicht geimpft werden können. All das ist tausendfach belegt.

Und dennoch sind die Kommentarspalten voll mit Menschen, die sich für Spezialistinnen und Spezialisten halten – und anderen lautstark von Impfungen abraten. Natürlich schreit ein Baby und es sieht nicht schön aus, wenn die kleinen Beinchen mit Nadeln traktiert werden. Auf der Intensivstation sieht es allerdings noch weniger schön aus. Von Giftstoffen ist die Rede, von Quecksilber und den Resten abgetriebener Föten. Das ist alles Unsinn, verunsichert Dich aber vielleicht beim Lesen. Der plötzliche Kindstod würde durch Impfungen ausgelöst; das habe ich nun auch schon ein paar Mal gelesen. Da Babys heute mehr Impfungen bekommen als beispielsweise in den 1990er Jahren, müsste konsequenterweise auch die Zahl der SIDS-Fälle gestiegen sein. Tatsächlich waren es hierzulande im Jahr 1990 1283 Fälle, im Jahr 2020 gab es noch 84. Klingt für mich ganz schön implausibel.

Am bekanntesten ist der Vorwurf, Autismus würde durch Impfungen ausgelöst. Ihren Ursprung hat die Behauptung in einer Studie des britischen Mediziners Andrew Wakefield aus dem Jahr 1998. In dieser Arbeit wird ein Zusammenhang zwischen Mumps-Masern-Röteln-Impfungen und Autismus behauptet, sie erschien in einer sehr renommierten Fachzeitschrift. Kurz darauf stellte sich heraus, dass die Ergebnisse gekauft waren – sie konnten nie reproduziert werden. Wakefield wurde mit einem Berufsverbot belegt und die Studie wurde von der Zeitschrift zurückgezogen. Es gibt also schlichtweg keine Daten für die Autismus-These; trotzdem hält sie sich und verunsichert seit Jahrzehnten Eltern, die nur das Beste für ihr Kind wollen.

Und welche Eltern wollen das nicht? Wir sind nur oft verunsichert darüber, was das Beste ist. Weil es sich vielleicht besser anfühlt, ein paar Globuli zu geben als das, was sich wie eine „chemische Keule" anfühlt – aber in Wirklichkeit das Einzige ist, das hilft. Weil es uns Angst macht, dass unser Baby nach einem Nadelpieks abends das erste Mal im Leben fiebert und gegen viele abgeschwächte Erreger kämpfen muss – obwohl die Alternative viel grausamer wäre. Weil es schlüssig klingt, was eine andere Mama im Forum zu den Entwicklungssorgen um unser Baby sagt – und man nicht schon wieder bei der Praxis auf der Matte stehen will, obwohl alles okay ist. Aber dafür machen Fachleute ihre Ausbildung bzw. absolvieren ihr Studium. Und dafür werden sie bezahlt. Ich kann Dir nur raten, zu nutzen, was unser sehr gutes deutsches Gesundheitssystem zu bieten hat und Deiner Hebamme bzw. Deiner Kinderarzt- oder Frauenarztpraxis zu vertrauen. Und vertrau auf Dein Bauchgefühl als Mama. Das ist eine unschlagbare Kombination.

Kapitel 14: Bäuchlein, Koliken & Gebrüll

Babys schreien. Manche auch viel. Das ist nun mal eine der wenigen Kommunikationsformen, die ihnen zur Verfügung stehen, und sie ist unmissverständlich. Und Dich als Mama stresst das ungemein! So sind wir verdrahtet, und diese Verdrahtung hat den Kleinen im Laufe der Menschheitsgeschichte das Überleben gesichert: wenn sie schreien, bekommen sie Hilfe.

Dein Baby schreit aus ganz unterschiedlichen Gründen: Hunger, Müdigkeit, eine volle Windel, Reizüberflutung, unangenehme Temperatur, Schmerzen, Blähungen, Nähebedürfnis... die Liste ist lang. Dir wird es anfangs schwerfallen, die Schrei-Arten Deines Babys auseinanderzuhalten und zu erkennen, was es möchte. Das kommt aber mit der Zeit! Hunger klingt dann anders als Schmerzen, die wiederum hören sich anders an als Müdigkeit.

Es gibt sogar ein System, das von der australischen Sängerin Priscilla Dunstan entwickelt wurde und Dir angeblich anhand der Geräusche, die Dein Kind produziert, genau sagen kann, was es gerade braucht. Das Problem dabei ist, dass es bisher keine guten Daten gibt, die das belegen, Frau Dunstan damit aber viel Geld verdient. Du kannst daraus machen, was Du willst; meine Erfahrung war, dass keine meiner Töchter sich an diese Geräuschregeln gehalten hat. Trotzdem haben wir mit der Zeit festgestellt, dass bestimmte Sounds zu bestimmten Bedürfnissen passen – nur eben nicht so, wie Priscilla Dunstan das bei Oprah Winfrey propagiert hat.

Babys meckern oder schreien idealerweise direkt nach ihrer Landung in der Außenwelt. Von da an geht es fleißig weiter. Hast

Du schon mal von den Drei-Monats-Koliken gehört? Das ist ein mittlerweile etwas veralteter Begriff, der beschreibt, dass bis zu 20% der Babys in den ersten drei Monaten länger als die üblichen etwa 30 Minuten am Tag schreien. Tatsächlich weinen die meisten Neugeborenen vor allem abends, weil sie so die Geschehnisse und Reize des Tages verarbeiten. Außerdem muss sich der Verdauungstrakt erst einmal an seine neuen Aufgaben gewöhnen, da kann es schon mal Startschwierigkeiten geben. Wenn das Schreien allerdings exzessiv wird und das Baby kaum zu beruhigen ist, sprach man früher von Koliken. Der Begriff „Kolik" bezeichnet eigentlich stärkste, wehenartige Schmerzen im Bauchraum: man ging davon aus, dass dieses übermäßige Schreien hauptsächlich durch Bauchschmerzen getriggert wird. Mittlerweile wissen wir aber, dass eine Regulationsstörung dahintersteckt: das Baby ist überfordert mit „der Welt da draußen" und kann sich nicht selbst regulieren bzw. beruhigen. Durch das viele Gebrüll wird Luft geschluckt und der Bauch erscheint aufgebläht, sodass der Eindruck eines Verdauungsproblems entsteht.

Ein „Schreibaby" schreit an mindestens drei Tagen in der Woche jeweils mehr als drei Stunden, über drei Wochen hinweg. Oft kommen Probleme mit dem Beruhigenlassen und dem Schlafen dazu, was die Situation nicht besser macht. Kommunikationsstörungen zwischen Baby und Eltern können eine Rolle spielen: am Anfang fällt es vielen Mamas und Papas nicht leicht, die Bedürfnisse des Babys immer korrekt zu deuten. Und am Ende steht die Überforderung der Eltern, die wiederum auf das Baby abfärbt, das eigentlich co-reguliert werden möchte.

Unsere Töchter haben in den ersten drei bis vier Monaten auch mehr geschrien als die „normalen" dreißig Minuten, waren aber nicht untröstlich dabei. Trotzdem ging das gut an die Substanz. Geht es meinem Kind schlecht? Platzt gleich mein Trommelfell? Nervt das jetzt die Nachbarn? Werden wir je wieder einen ruhigen Abend haben?

Bei „Schreibabys" sind Eltern oft am Ende ihrer Kapazitäten angekommen. Falls Du Dich je in dieser Situation finden solltest, kann es Dich an den Rand der Verzweiflung und darüber hinaus treiben. Egal was passiert: *schüttle niemals Dein Baby!* Das kann zu sehr schweren Folgeschäden führen; im schlimmsten Fall wird das Kind daran versterben. Leg Dein Kind an einen sicheren Ort oder gib es Deinem Partner, Deiner Partnerin oder einer anderen Vertrauensperson und verlasse den Raum, um wieder zu Dir zu kommen. Wenn Du das Gefühl hast, überfordert zu sein, such Dir rechtzeitig Hilfe. Hol Deine Hebamme oder die Kinderarztpraxis ins Boot, um eine Erkrankung oder schwerwiegende Ursachen für das Schreien auszuschließen. Besuche eine Schreiambulanz, wenn es eine solche in Deiner Nähe gibt. Und bezieh Dein Support-System mit ein: schon ein Stündchen Auszeit kann den Druck erheblich reduzieren.

Ansonsten gibt es ein paar Dinge, die Du tun kannst, um es Deinem Kind und Dir etwas leichter zu machen: strukturiere Euren Alltag, baue Routinen ein und vermeide reizüberflutende Aktivitäten. Verwende kein Parfum und keine Duftstoffe, auch nicht im Waschmittel. Sorg dafür, dass Dein Kind nicht unnötig Luft in den Verdauungstrakt bekommt, z.B. durch Aufstoßenlassen nach dem Trinken. Stille oder füttere Dein Baby nach Bedarf, nicht nach definierten Zeitpunkten, und halte sie oder ihn dabei möglichst aufrecht.

Und wenn die Schreiaktion in vollem Gange ist? Biete Körperkontakt an. Vielleicht helfen ein Schnuller, weißes Rauschen oder eine Federwiege. Ein warmes Bad oder ein Ausflug in der Babytrage kann sich auch als hilfreich erweisen. Ein nächtlicher Spaziergang vor der Dunstabzugshaube beruhigt Dein Baby möglicherweise. Aus Studien geht zudem hervor, dass die tägliche Gabe von Probiotika (z.B. Bigaia Tropfen oder Omni Biotic Pulver) die Intensität und Häufigkeit der Schreiattacken reduzieren kann.

Auch wenn – wie bei uns – Dein Kind kein „Schreibaby" ist, sich aber trotzdem gern brüllend bemerkbar macht, kannst Du auf diese Tipps zurückgreifen. Denn egal, ob ein Baby die Kriterien für eine Regulationsstörung erfüllt oder nicht: das Schreien und die damit verbundenen Sorgen und Nöte können Dich stark belasten.

Der Startschuss für das abendliche Brüllen fällt meist irgendwann in der zweiten Woche. Viele Eltern berichten, dass der Höhepunkt um die sechste Lebenswoche herum erreicht wird und das Ganze dann ab der zwölften Woche abnimmt. Das kommt Dir, wenn Dein Mäuschen „erst" seit zwei Wochen jeden Abend herzzerreißend weint, wie eine Ewigkeit vor. Aber es geht vorbei! Sagt sich natürlich leicht, wenn man nicht mehr mittendrin steckt, aber mein Mann hat beispielsweise mittlerweile erfolgreich vergessen, dass es solche Episoden bei unseren Mädels überhaupt gab.

Wenn wir gerade beim Thema Bäuchlein sind, sollten wir noch über ein Thema reden, das sich bald unfreiwillig in die Top 3 Deiner Alltagsgesprächsthemen schummeln wird: Babykot. In den ersten Monaten beschäftigt man sich in einem Ausmaß mit den Ausscheidungen der Kleinen, das man sich vorher gar nicht vorstellen konnte. Windelexplosionen, Stuhlgangfarbe, Beschaffenheit, Häufigkeit, Geruch und viele mehr werden plötzlich wichtig. In Deinem Bauch musste der Babydarm noch nicht tätig werden, nach der Geburt geht der Spaß dann los – anfangs sogar noch richtig häufig. Bei nahezu jeder Mahlzeit macht Dein Baby dann eine Windel voll, bis zu fünf Mal am Tag in den ersten Wochen. Danach wird es seltener! Wenn Du das nicht im Voraus weißt, könntest Du auf die Idee kommen, dass etwas mit Deinem Baby nicht stimmt. Tatsächlich können gestillte Babys aber auch mal nur alle zehn Tage Stuhl absetzen!

Und wie sieht das Zeug idealerweise aus? Das Mekonium, das Dein Kind aus der Zeit in Deinem Bauch mitbringt, ist schwarz. In den ersten Tagen mischt es sich mit dem ersten Milchstuhl und wird dunkelgrün, bis der Windelinhalt nach einigen Tagen bei seiner typisch senfgelben Farbe angekommen ist (bei Pre-Nahrung ist die Farbe etwas dunkler). Die Konsistenz ist breiig oder flüssig, auch ein wenig Schaum oder Schleim können mal beigemengt sein. Wenn das länger auftritt, solltest Du es jedoch abklären lassen. Darüber hinaus kann der Stuhlgang auch ein wenig grünlich werden, entweder durch zu viel Vormilch, eine Magen-Darm-

Verstimmung, Zahnen oder einfach so. Roten Babykot solltest Du vorsichtshalber mal anschauen lassen; das kann Blut von Deiner Brustwarze sein, Lebensmittelfarbe in der Muttermilch, eine Kuhmilchproteinallergie, aber auch Blutungen oder Verletzungen beim Baby. Weißer, grauer oder lehmfarbener Stuhl ist ein Fall für die Kinderarztpraxis, denn er kann auf Leber- oder Gallenprobleme hindeuten.

Wenn die segensreiche Zeit der mehrfach am Tag stattfindenden Windelfüllungen vorbei ist, wirst Du vermutlich die Tage bis zum nächsten Stuhlgang zählen. Mit Einführung der Beikost wird sich die Frequenz irgendwann auf etwa einmal am Tag einpendeln, doch bis dahin stresst man sich doch ganz ordentlich mit dem Warten auf die gelbe Windel, die einen nach ein paar Tagen Pause gern in Form einer Windelexplosion überrascht. Das liegt auch daran, dass mit jedem zusätzlichen Tag die gasförmigen Ausscheidungen Deines kleinen Schatzes noch strenger riechen und die Babylaune parallel dazu in den Keller geht. Vielleicht habt ihr ja schon Probiotika verabreicht. Du kannst Dein Baby aber auch auf verschiedene andere Weisen dabei unterstützen, den Darm zu entleeren.

Lass Dir von Deiner Hebamme zeigen, wie Du den Babybauch am besten massieren kannst, um festsitzende Blähungen zu lösen. Neben dem Liegen auf dem Bauch hilft dabei auch der Fliegergriff, das Fahrradfahren, das Beinanwinkeln und die „I L(ove) U"-Massage entlang des Darms. Wenn Du Dein Baby massieren möchtest, tu das am besten nicht direkt nach einer Mahlzeit. Diesen Fehler habe ich einmal gemacht, die Konsequenz war ein durchnässter Wickeltisch. Sprich mit Deinem Kind, halte Augenkontakt und und achte darauf, wie Dein Kind reagiert. Wenn es Augenkontakt vermeidet und den Kopf wegdreht, ist der Zeitpunkt gerade nicht passend. Beobachte auch, wie das Kind auf den sanften Druck reagiert, den Du ausübst.

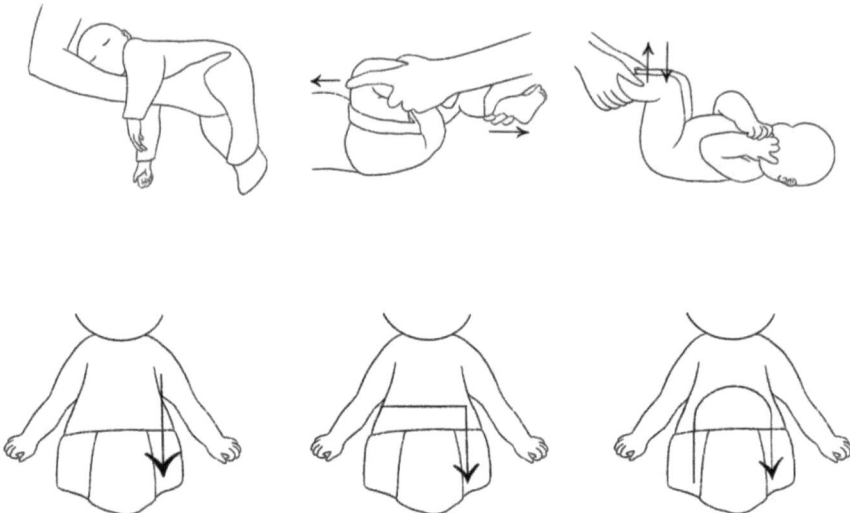

Dazu kannst Du auch "Windsalbe" verwenden. Diese sehr geruchsintensive Salbe mit Kümmel ist jedoch ein „traditionelles Arzneimittel" – Belege für die Wirksamkeit in Form von Studien gibt es nicht. Andere Eltern wiederum setzen auf Kümmelzäpfchen für Babys. Hier gilt dasselbe: Kümmel wird als traditionelles Arzneimittel verwendet, noch dazu sind die Zäpfchen homöopathisch (jedoch ist hier die unverdünnte Urtinktur, also ein alkoholischer Auszug, enthalten – es ist also etwas drin, das wirken kann). Allerdings kann allein die Reizung des Enddarms durch ein Zäpfchen bei Babys Stuhlgang auslösen, insofern wirkt da tatsächlich etwas, selbst wenn es nicht der Kümmel ist. Auch ein warmes Bad kann Wunder wirken.

Was Du bitte auf keinen Fall tun solltest, ist am Poppes Deines Kindes mit dem Fieberthermometer herumfuhrwerken, wie es unter anderem auch in Mamiforen empfohlen wird. Damit kannst Du ungewollt den Anus und auch den Darm des Babys verletzen!

Wenn Du das Gefühl hast, dass Dein Baby wirklich verstopft ist, die Stuhlpausen auf einmal mehrere Tage länger sind als sonst oder Dein Mäuslein merklich darunter leidet, sprich das Thema bitte bei Deiner Hebamme, Deinem Kinderarzt oder Deiner Kinderärztin an.

Zuletzt kommen wir noch zum Spucken. Mulltücher hast Du bestimmt schon zuhause – und wenn Du auf Klamotten stehst, die nicht nach Milchkotze riechen, solltest Du sie auch benutzen. Am Anfang spuckt Dein Baby nämlich mitunter viel. Wenn es sein Bäuerchen macht, kann die Luftblase auf dem Weg nach oben ein wenig Milch mitnehmen. Außerdem ist der Schließmuskel zwischen Magen und Speiseröhre noch nicht komplett entwickelt; hier schwappt es manchmal hoch. Das ist normal und wird im Laufe der Monate viel weniger. Vielleicht trinkt Dein Baby auch einfach ein bisschen zu schnell. All das ist kein Grund zur Besorgnis, Dein Kind wird dennoch normal zunehmen („Speikinder sind Gedeihkinder", wie man so schön sagt).

Es kann auch vorkommen, dass Dein Kind sich erbricht: gefühlt der gesamte Inhalt des Magens kann sich schwallartig über Dich, Dein Baby oder das Mobiliar ergießen. Das ist im ersten Moment ganz schön erschreckend und ein guter Zeitpunkt, Deine Hebamme um Rat zu fragen. Passiert das ganz vereinzelt, ist es normalerweise nicht schlimm. Bei regelmäßigem Erbrechen können auch andere Ursachen dahinterstecken, die abgeklärt werden müssen. Womit solltest Du noch in die Praxis marschieren?

- Bei farbigem, schleimigem oder stark riechendem Erbrochenen
- Wenn die Windeln trocken bleiben und/oder Dein Baby nicht zunimmt, sowie anhaltend weniger/nicht trinkt
- Wenn Durchfall oder unklarer Ausschlag dazu kommt
- Wenn sich Dein Kind zusätzlich permanent überstreckt oder vor Schmerzen windet
- Wenn es Deinem Baby augenscheinlich schlecht geht.

Was mich bei meiner zweiten Tochter kalt erwischt hat, war, dass sie sich wahnsinnig oft verschluckt hat. Bei gefühlt jeder zweiten Stillmahlzeit stoppte sie plötzlich und hustete. Das hat mir ziemliche Sorgen bereitet, weil ich das von meiner ersten Tochter nicht kannte. Sehr häufig ist der Grund dafür ein übereifriger Milchspendereflex. Du kannst einmal das „Bergaufstillen", wie in Kapitel 7 beschrieben, ausprobieren oder die erste Milch nach dem Auslösen des Reflexes auffangen. Wenn es damit besser wird, hast Du den Schuldigen gefunden. Wenn nicht, solltest Du das Thema mit Deiner Hebamme besprechen.

Du siehst: viel von dem, was Dich in den ersten Monaten beschäftigt, hat mit dem kleinen Bäuchlein Deines Kindes zu tun. Und vieles ist gar nicht so schlimm, wie es sich zunächst einmal anfühlt. Das meiste davon pendelt sich in den ersten Wochen und Monaten ein, auch wenn der Weg bis dahin erst einmal hart sein kann. Und in vielem kannst Du Deinem Baby mit Deiner Nähe, Deinem Trost und vielen Kuscheleinheiten beistehen.

Wie bei allen Gesundheitsthemen werde ich auch zum Abschluss dieses Kapitels nicht müde, Dir zu raten, Hilfe in Anspruch zu nehmen, wenn Du das Gefühl hast, dass irgendwas nicht stimmt.

Und für den Rest gilt: halte durch, es wird besser!

Kapitel 15: Babys Gesundheit

Disclaimer: dieses Kapitel ersetzt keinen medizinischen Rat! Es soll Dir einige Anhaltspunkte dafür liefern, was geschehen kann, was davon normal ist, worum Du Dir möglicherweise Sorgen machen wirst und was man dagegen tun kann. Allerdings immer unter „Aufsicht" einer Hebamme, einer Kinderärztin oder eines Kinderarztes. Und bitte, ignoriere niemals Dein Bauchgefühl: selbst, wenn etwas harmlos erscheint – sobald bei Dir die Alarmglocken angehen, lass Dein Baby anschauen.

Eines der ersten Dinge, die Du tun solltest, nachdem Du das Krankenhaus verlassen hast, ist, bei einer Kinderarztpraxis anzurufen und einen Termin für die U3 zu vereinbaren. Die U-Untersuchungen sind Vorsorgeuntersuchungen, die sicherstellen sollen, dass sich Dein Baby motorisch und geistig zeitgerecht entwickelt sowie altersgerecht zunimmt und wächst. Falls hier Probleme festgestellt werden, kann dank der zeitigen Erkennung früh eingegriffen werden. Die Untersuchungen sollen in bestimmten Zeiträumen nach der Geburt erfolgen (wenn sie das nicht tun, kann die Kostenübernahme durch die Krankenkasse entfallen), um die Entwicklung Deines Kindes gut beurteilen zu können. Auch, wenn die Untersuchung nur in drei Bundesländern (Hessen, Baden-Württemberg und Bayern) verpflichtend ist, solltest Du diese Möglichkeit unbedingt nutzen! Neben der Untersuchung Deines Kindes wirst Du auch aufgeklärt über Impfungen, Unfallrisiken und altersspezifische Themen. Du kannst Deine Fragen loswerden und Deine Nöte besprechen. Protokolliert werden die Untersuchungen im gelben U-Heft, in dem Du auch nachlesen kannst, was genau jeweils untersucht und erwartet wird; Platz für Deine Notizen findest Du dort ebenfalls.

Je nachdem, wo Du lebst, kann es schwierig sein, eine Kinderarztpraxis zu finden. Idealerweise meldest Du Dich schon vor der Geburt bei einer Praxis, um sicherzugehen, dass Deine Wunschpraxis keinen Aufnahmestopp hat.

Und mein ultimativer (Arzt)Praxistipp: nimm Dein Baby in der Trage mit zur Untersuchung. Erstens sind Babyschalen schwer und Du solltest so früh nach der Geburt nicht schwerer tragen, als Du es musst. Zweitens hat nicht jede Praxis ein Wartezimmer für gesunde „Vorsorgekinder" und akut erkrankte kleine Patientinnen und Patienten. Es fühlt sich besser an, Dein Kind körpernah zu tragen und von erkrankten Kindern etwas abschirmen zu können, als eine Babyschale in ein Wartezimmer voller hustender, wild herumrennender Kleinkinder zu stellen. Im Zweifel kannst Du auch einfach fragen, ob Du draußen warten kannst.

Bestimmt hast Du schon im Krankenhaus die Vitamin-D-Tabletten mitbekommen, die Du Deinem Baby bis zum zweiten Frühsommer täglich verabreichen sollst. Deine Kinderarztpraxis kann Dir, z.B. im Rahmen der U-Untersuchungen, hierfür neue Rezepte ausstellen. Vitamin D ist u.a. wichtig für die Knochenhärtung und wird normalerweise durch Sonneneinstrahlung auf die Haut gebildet. Du solltest die empfindliche Haut Deines Babys aber noch nicht so früh der direkten Sonne aussetzen – daher ist die Einnahme nötig. Viele Eltern haben den Eindruck, dass ihr Kind von den Tabletten Bauchschmerzen bekommt. Wie im vorigen Kapitel beschrieben, gehen die abendlichen Schreiereien etwa in der zweiten Lebenswoche los. Zufälligerweise soll auch in dieser Woche mit der Einnahme der Tabletten begonnen werden. Deswegen ist es schwierig, hier einen wirklichen Zusammenhang zu belegen. Wenn Du statt der Tabletten aber lieber Tropfen geben möchtest, kannst Du sie Dir ebenfalls verschreiben lassen. Alternativ gibt es auch (probiotische) Bigaia + D3 Tropfen, die bereits Vitamin D enthalten: allerdings nur 400 Einheiten statt der 500 Einheiten in den

Tabletten. Das entspricht zwar noch immer den Empfehlungen des Netzwerks „Gesund ins Leben" bzw. der Deutschen Gesellschaft für Ernährung, sollte aber mit dem Kinderarzt bzw. der Kinderärztin besprochen werden.

Kommen wir nun zu einem Klassiker, der Dir in der ersten Zeit auffallen könnte: Du schaust Dein Baby einige Tage nach der Geburt verliebt an und stellst fest, dass es irgendwie... gelb ist. Damit bist Du nicht allein: an der Neugeborenengelbsucht „leiden" bis zu 60 % aller Babys. Die Gelbfärbung entsteht, weil die Leber den Farbstoff Bilirubin, der in den Tagen nach der Geburt vermehrt gebildet wird, nicht schnell genug abbauen kann. Die stärkste Gelbfärbung ist um den fünften Lebenstag erreicht. Noch im Krankenhaus werden die Bilirubinwerte regelmäßig überprüft: Ihr werdet ohnehin nur entlassen, wenn diese Werte im Rahmen sind. Andernfalls muss sich Dein Schatz einer Blaulichttherapie unterziehen.

Nach 10 – 14 Tagen sollte sich der Hautton wieder normalisiert haben. Unsere erste Tochter hatte das gar nicht, unsere zweite jedoch war nicht nur strahlend schön, sondern auch strahlend gelb. Natürlich hatte ich im Internet mal wieder von schrecklichen Komplikationen gelesen und diese unserer Hebamme vorgetragen, die das in diesem Buch bereits beschriebene Hebammengrinsen auspackte und mir sagte, dass diese Gelbsucht in den allerallermeisten Fällen komplett harmlos ist und einfach verschwinden wird. Tatsächlich war unsere Kleine hin und wieder sehr schläfrig, aber mit häufigem Trinken, Geduld und einer aufmunternden Hebamme bekommt man das in den Griff. Wenn die Gelbfärbung allerdings so gar nicht besser wird, Dein Kind Fieber bekommt, sehr schlecht zunimmt, nicht trinkt oder allgemein einfach krank wirkt, muss es natürlich ärztlich untersucht werden. Aber noch einmal: das ist nicht besonders wahrscheinlich!

Ein weiteres schönes Phänomen der Anfangszeit ist das von uns liebevoll getaufte „Kletschauge". Die Tränenkanäle Deines Babys sind anfangs oft noch undurchlässig, sodass die Tränenflüssigkeit nicht abfließen kann. Dadurch kann es zu verklebten und geschwollenen Lidrändern kommen. Das sieht mitunter ganz schön wild aus, ist aber erst einmal nichts, was Dich besorgen muss. Du kannst hier Abhilfe schaffen, indem Du die Verkrustungen entfernst. Nutz dazu eine (gern sterile) Kompresse aus der Apotheke und 0,9%ige Kochsalzlösung, die Du in Form von Ampullen kaufen kannst. Damit wischst Du vorsichtig von außen nach innen. Damit hältst Du das Äuglein erst einmal sauber und beugst einem Keimbefall vor. Behandle übrigens immer beide Augen (aber mit separaten Kompressen)!

Ziemlich gut wirksam gegen das Kletschauge ist übrigens Muttermilch. Auch, wenn es erst einmal ein gewöhnungsbedürftiger Gedanke ist und auch sehr bizarr aussieht: Muttermilch hilft super gegen die Reizung des Auges. Du kannst entweder direkt ein wenig Milch ins Auge Deines Babys ausstreichen, was ein absolutes Koordinations-Kunststück ist – oder Dir in der Apotheke ein Pipettenfläschchen besorgen und Deine Muttermilch darin auffangen. Reinige das Fläschchen und die Pipette aber bitte nach jeder Nutzung sorgfältig mit heißem, abgekochtem Wasser!

Eine bakterielle Bindehautentzündung haben so kleine Babys in aller Regel noch nicht, da sie noch vom mütterlichen Nestschutz profitieren. Falls Du aber dennoch den Verdacht hast, dass da was nicht stimmt, sprich mit Deiner Hebamme oder einem Kinderarzt bzw. einer Kinderärztin.

Die Verengung des Tränenkanals verschwindet nach einigen Monaten. Um den Prozess zu beschleunigen, hilft eine Massage: nimm Deine Zeigefinger (sauber und mit kurzen Fingernägeln) und massiere kreisförmig die Stelle zwischen innerem Augenwinkel und Nase auf beiden Seiten. Das Ganze machst Du morgens und abends mit je fünf „Umdrehungen".

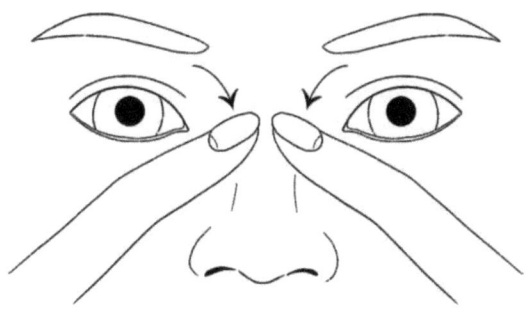

Falls Du dachtest, das seien alle merkwürdigen Dinge, die Dich erwarten, nachdem Dein Baby die Weltenbühne betreten hat, muss ich Dich leider enttäuschen. Etwas, das mich so verunsichert hat, dass ich ungefähr jeden Arzt und jede Ärztin danach befragt habe, die mir im Krankenhaus über den Weg gelaufen ist, war die Atmung meiner Tochter. Einmal relativ regelmäßig, dann kamen fünf ganz schnelle „Einatmer", dann wurde gegrunzt, pausiert, geschnarcht, geseufzt. Zwischendurch war es wieder so flach, dass ich fast nichts gehört habe (das geht sehr vielen Neu-Mamas so! Sich über das schlafende Baby zu beugen, um die Atemgeräusche zu hören, wird Dein neues nächtliches Hobby).

Grundsätzlich atmen Neugeborene einfach mal schnell. Bis zu 60 Atemzüge pro Minute können normal sein. Zudem atmen sie nur durch die Nase (außer beim Schreien und Weinen), das wird beim Thema Erkältung noch wichtig.

Das Grunzen bzw. Röcheln kommt von Schleim, der auf dem Kehlkopf Deines Babys liegt. Es kann sich noch nicht räuspern und schluckt im Schlaf einfach seltener, deswegen kommt es zu diesem Phänomen, das „Karcheln" genannt wird und harmlos ist. Außerdem ist der Rachen noch sehr weich und die Atemwege sind klein, was für die Schnarchgeräusche sorgt. Auch, wenn es Dir vermutlich schlaflose Stunden bescheren wird, ist das alles ganz normal und muss Dich nicht beunruhigen. (Anders sieht das aus, wenn Dein Kind anhaltend keucht, pfeift oder hustet – dann ab in die Praxis!).

Das Atemzentrum von Neugeborenen ist übrigens auch noch nicht vollständig ausgereift, was zur Folge hat, dass das Atemmuster am Anfang noch etwas beängstigend sein kann: auf einige schnelle Atemzüge folgt eine mindestens drei Sekunden lange Pause; dieses Muster kann sich auch ein paar Mal wiederholen. Dieser besondere Spaß heißt „periodische Atmung" und hat mir wirklich den Schlaf geraubt. In den ersten Lebenswochen betrifft periodische Atmung bis zu 80 % der gesunden Kinder, zumeist zwischen der zweiten und vierten Lebenswoche. Nach dem vierten Monat sollte sie erheblich reduziert sein und nach sechs Monaten verschwunden. Du siehst aber: besonders in den ersten Wochen können solche Atempausen normal sein. Das Atemzentrum muss einfach noch reifen!

Wenn Dich hier aber irgendetwas irritiert, die Atempausen länger sind als 15 Sekunden und mit starker Blässe oder Blaufärbung der Lippen einhergehen, geh bitte zum Kinderarzt bzw. zur Kinderärztin. Dort wirst Du dann möglicherweise an ein Schlaflabor überwiesen, wo man eine Nacht lang überprüft, ob alles okay ist.

Und wenn wir gerade schon bei Atemwegen sind: was machst Du eigentlich bei Babys erster Erkältung? Wenn Dein Baby „schnorchelt" und es klingt, als habe es eine Rotznase, sowie hin und wieder niest, handelt es sich vermutlich erst einmal um einen harmlosen „Säuglingsschnupfen" – nicht um einen viralen Infekt. Staub und eingetrocknetes Nasensekret können die Schleimhäute reizen und anschwellen lassen, außerdem läuft (vornehmlich beim Stillen im Liegen) auch gern mal Muttermilch in die Nase und löst das Rotznasengeräusch aus. Ein wirklicher Infekt ist bei Erstgeborenen ohne ältere Geschwister eher selten, aber wenn Du Dich arg sorgst, kannst Du natürlich die Hebamme zu Rate ziehen.

Wenn der erste Infekt dann doch so früh kommt und sich mit erhöhter Temperatur, Husten, verstopfter Nase und Trinkschwierigkeiten äußert, ist es Zeit für den Gang in die Kinderarztpraxis. Das gilt auch, wenn ein bestehender Infekt sich verschlimmert oder sehr lange andauert. In den ersten drei Lebensmonaten solltest Du generell umgehend, also auch nachts, ärztlichen Rat suchen, wenn die Temperatur Deines Babys 38,0°C beträgt!

Du kannst Deinen Schatz mit einigen Maßnahmen unterstützen, wenn die Erkältung zugeschlagen hat: Ruhe, viel trinken, viel kuscheln. Mit einem keilförmigen Ordner unter dem Betttuch lässt sich der Oberkörper etwas hochlagern – bitte keine Kissen zur Hochlagerung aufs Bett! Nasentropfen mit 0,9%iger Kochsalzlösung befeuchten die Nasenschleimhäute und verflüssigen den Schleim. Mit einem sanften Nasensauger kannst Du diesen, nach Rücksprache mit Hebamme oder Arztpraxis, eventuell entfernen – er wird aber auch so ablaufen.

Es gibt verschiedene Arten von Nasensaugern: den handbetriebenen Pumpball, der kaum Leistung hat; den elektrischen Nasensauger, der etwas besser performt aber mitunter sehr teuer sein kann; den mundbetriebenen Sauger, der zwar eine Schutzmembran eingebaut hat (senkt immerhin den Ekelfaktor etwas), aber bei dem trotzdem eine ordentliche Rest-Ansteckungsgefahr besteht; und den Staubsauger-betriebenen Nasensauger. Letzterer hat eine gute Saugkraft, sollte aber unbedingt immer auf niedrigster Stufe des Staubsaugers betrieben werden. Wir hatten schon zweimal das Vergnügen, dass ein wenig Blut mitgesaugt wurde, weil die Nasenschleimhäute einfach noch so empfindlich sind. Das ist auf den ersten Blick sehr erschreckend und auch wenn davon nicht schlagartig die Welt untergeht, brauchen das die ohnehin gereizten Schleimhäute nicht auch noch.

Nasenpopel und festgetrocknetes Nasensekret lassen sich recht einfach mit einem (mit sauberen Händen) zusammengedrehten Stück Küchenpapier oder Taschentuch herausfischen, wenn Dein Baby kooperativ ist. An der hin und wieder mangelnden Kooperation liegt es auch, dass Du keine Wattestäbchen verwenden solltest; die Verletzungsgefahr ist zu hoch.

Wenn die Nase ganz zugeschwollen ist, wirst Du eventuell abschwellende Baby-Nasentropfen verordnet bekommen. Dein Mäuschen kann ja anfangs nur durch die Nase atmen, da sollte diese besser frei sein. Entgegen den Horrorgeschichten in zahlreichen

Foren sind Baby-Nasentropfen übrigens sicher, sehr gering dosiert und trotzdem wirksam. Achte nur auf die zeitlichen Abstände: dreimal am Tag heißt nicht um 8, 12 und 18 Uhr, sondern beispielsweise um 6, 14 und 22 Uhr! Zudem solltest Du die Tropfen nicht länger als sieben Tage verwenden.

Auch im Erkältungsfall hilft übrigens die gute alte Muttermilch: ob als Nasentropfen oder getrunken, sie versorgt die Schleimhäute im Vorbeifließen mit Antikörpern und wirkt unterstützend.

Zuletzt helfen gut eingepackte Spaziergänge an der frischen Luft und eine befeuchtete Raumluft, zum Beispiel durch nasse Handtücher auf der Heizung.

Meistens klingt so eine Erkältung wesentlich schlimmer, als sie ist. Und dennoch: diese nächtlichen Schleim- und Schnoddergeräusche tun Deinem Mamaherz weh, machen Dir Sorgen und kosten Dich Schlaf. Die erste Erkältung ist besonders belastend, weil Dein Kind so hilflos wirkt und Du gern einfach ein Wundermittel verabreichen würdest, damit Dein kleiner Mops wieder mopsfidel ist. Da gibt es recht wenig zu beschönigen, ihr müsst leider einfach durch. Aber Du kannst Dein Kind auf vielfältige Weise unterstützen, ihm beistehen, viel kuscheln – dann geht der Infekt auch ganz schnell wieder vorbei.

Zuletzt kommen wir noch zu Magen-Darm-Infekten. Die sind bei den ganz kleinen, genau wie „richtige" Erkältungen, aufgrund des Nestschutzes der Mutter eher selten, können aber vorkommen, wenn z.B. viel Kontakt zu anderen Kindern oder Geschwisterchen da ist. Und sie sind am Anfang recht schwierig zu erkennen: der Stuhlgang Deines Kindes sieht eingangs sowieso eher flüssig aus und wird zunächst auch oft abgesetzt. Ein bisschen Spucken ist ebenfalls normal.

Vorsicht ist aber geboten, wenn der Babykot richtig wässrig und übelriechend ist, und das mehrfach am Tag. Wenn dann noch gleichzeitig schwallartig erbrochen und nicht gut getrunken wird, besteht Austrocknungsgefahr! Dann heißt es mal wieder: schleunigst in die Arztpraxis. Zeichen für eine Dehydrierung sind u.a.

eine eingefallene Fontanelle, weniger Tränen beim Weinen, trocken bleibende Windeln und dunkler Urin.

Grüner Babystuhl kann auch ein Anzeichen für einen Infekt sein, kommt aber zum Beispiel auch beim Zahnen oder beispielsweise bei hypoallergener Pre-Nahrung vor. Hier kannst Du zunächst mal in der Praxis anrufen und fragen, ob Du reinkommen sollst.

Wenn Du den Eindruck hast, dass Deinem Baby übel ist, biete ihm Milchnahrung oder Muttermilch in kurzen Zeitabständen und kleinen Portionen an, um sicherzugehen, dass er oder sie etwas trinkt und es auch bei sich behält. Eventuell wird eine Elektrolytlösung verabreicht, das aber bitte ausschließlich unter ärztlicher Kontrolle!

Vorbeugen kannst Du solchen Magen-Darm-Infektionen mit der Rota-Viren-Impfung, die Dein Schatz ab einem Alter von sechs Wochen als Schluckimpfung erhalten kann. Außerdem schützen gute Hygiene (Händewaschen; Oberflächendesinfektion; Mundschutz, falls Du selbst betroffen bist), Probiotika und das Vermeiden von Kontakt mit potenziell Erkrankten. Weiterhin müssen Schnuller und Flaschen in den ersten sechs Monaten täglich sterilisiert oder ausgekocht werden. Dafür hast Du ja eventuell schon einen Dampfsterilisator – entweder elektrisch oder für die Mikrowelle.

Grundsätzlich solltest Du immer, wenn Du das Gefühl hast, das etwas mit Deinem Kind nicht stimmt, weil es apathisch, lethargisch oder sonst irgendwie reduziert ist, bei einem Arzt oder einer Ärztin vorstellig werden. Egal zu welcher Tageszeit! Während der normalen Öffnungszeiten unter der Woche kannst Du in der Arztpraxis anrufen. Außerhalb der Sprechzeiten gibt es zum Beispiel Notfallpraxen, kinderärztliche Ambulanzen und den Anruf bei der 116 117, die Dich anleiten und vermitteln. In lebensbedrohlichen Fällen musst Du natürlich die 112 wählen!

Wir gehen jetzt aber einfach mal davon aus, dass Du das in den ersten Wochen und Monaten nach der Geburt Deines Babys nicht

brauchen wirst und mit einem immer dicker werdenden, quietsch-
fidelen Mäuschen dauerkuscheln kannst.

Kapitel 16: Was zieh ich dem Kind nur an?

Mein absolut ungeschlagenes Lieblingshobby in der Elternzeit war es, die Kinder anzuziehen, jeden Tag ein Knalleroutfit herauszusuchen und mich daran zu erfreuen. Vielleicht geht es Dir genauso, eventuell reicht es Dir aber auch, wenn Dein Kind jeden Tag irgendwoher einen sauberen Wickelbody und einen Strampler kriegt. So oder so: Du wirst mehr Klamotten brauchen, als Du denkst!

Besonders durch die ersten Größen wird Dein Baby schneller rauschen, als Du den Kopf drehen kannst. Mein großer Tipp: die Größen 50 – 68 kannst Du getrost gebraucht kaufen. Erstens passen sie ohnehin nur zwei Wochen, zweitens wechselst Du sie aufgrund der hohen Ausscheidungsfrequenz gefühlt fünf Mal täglich. Auf Plattformen wie Kleinanzeigen oder Vinted findest Du tonnenweise schöne und gebrauchte Babykleidung, die Du auch im Paket erstehen kannst. Am einfachsten ist es, wenn Du gebrauchte Kleidung von Babys besorgst, die etwa im selben Monat geboren wurden wie Dein Kind. Achte nur darauf, dass Du von tierfreien Nichtraucherhaushalten kaufst, und wasche alles nochmal, nachdem es bei Dir angekommen ist. Auch neu gekaufte Babykleidung solltest Du vor dem ersten Tragen waschen.

Apropos waschen: Verwende nur duftstofffreies Sensitiv-Waschmittel in den ersten Monaten, um Hautreizungen und Reizüberflutung bei Deinem Schatz zu vermeiden. Auf Weichspüler kannst Du getrost verzichten, hier tut es auch ein wenig Zitronensaft in der Waschmittelkammer. Milchflecken kannst Du mit kaltem Wasser und Gallseife vorbehandeln, bei maximal 60°C sollten sie dann verschwinden. Für normal verschmutzte Babywasche reichen 30°C bis 40°C.

Falls Du einen Wäschetrockner hast: top! Falls nicht, bereite Dich auf Wäsche-Aufhäng-Marathons vor. Es wird sich wie Urlaub anfühlen, wenn Du mal keine 47 Kleinteile aufhängen musst, sondern nur 15 Erwachsenen-Shirts.

Schauen wir uns jetzt mal die wichtigsten Kleidungsstücke an, die in den ersten Monaten relevant werden.

Das absolute Basis-Kleidungsstück ist der *Body*. Den gibt es mit kurzen oder langen Ärmeln, als Wickelbody oder zum Über-den-Kopf-Ziehen. Neugeborene tolerieren Wickelbodies meistens besser. Die sehen zwar kompliziert aus, den Dreh hast Du aber schnell raus. Bodys kannst Du unter alles ziehen, aber je nach Temperatur auch nur mit einer Hose kombinieren oder alleine anziehen. (Übrigens: wenn nach einer Windelexplosion Kotreste am Body kleben, musst Du den Body nicht über den Kopf des Babys ausziehen – alles, was über den Kopf passt, passt auch über die Hüfte! Zieh den Body einfach nach unten.)

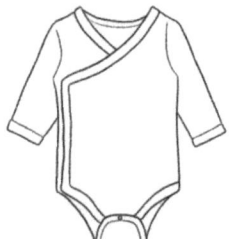 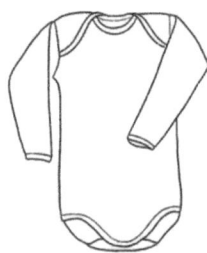

Strampler sind quasi Latzhosen, die Du – besonders in den ersten Wochen – über den Wickelbody ziehst. Oder über ein Shirt bzw. einen Pulli. Ja nachdem, wen Du fragst, werden auch Ganzkörper-Anzüge „Strampler" genannt, anderswo findest Du sie als *Schlafanzug*.

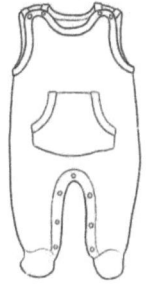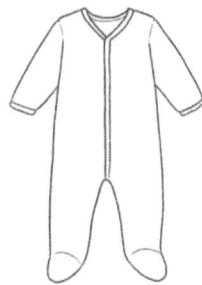

Hosen und *Strumpfhosen* funktionieren wie bei uns Erwachsenen auch. Achte darauf, dass das Bauchbündchen stets weit genug ist, um Bauchweh zu vermeiden. Wenn Du willst, dass eine Strumpfhose nicht herunterrutscht, schließe den Body über der Strumpfhose.

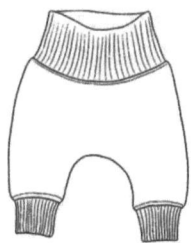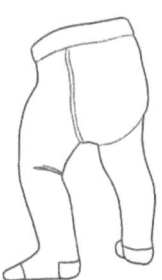

Schlafsäcke sind essenziell, weil Dein Baby ja nicht mit Decke schlafen und trotzdem nicht frieren soll. Die gibt es mit verschiedenen TOG-Werten. TOG steht für „Thermal Overall Grade" und ist die Maßeinheit für den Wärmewiderstand. Je höher der TOG-Wert, desto wärmer der Schlafsack. Die Werte rangieren von 0.5 TOG für sommerliche Raumtemperaturen (ab 24°C) über 1 TOG für Übergangszeiten (18-24°C) und 2.5 TOG (15-21°C) bis hin zu 3.5 TOG für den Winter. Weiter unten im Kapitel findest Du eine Kleidungstabelle für die Nacht.

Schlafsäcke gibt es mit Füßen oder ohne Füße. Praktisch ist es, wenn der Reißverschluss von unten geöffnet werden kann, damit Du nachts schnell die Windel wechseln kannst. Sehr wichtig ist außerdem, dass die Kopföffnung klein genug ist, sodass der Schlafsack nicht über den Kopf rutschen kann!

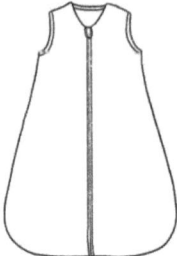 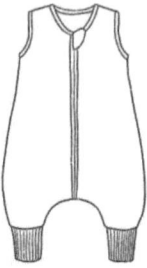

Jacken und Schneeanzüge brauchst Du vornehmlich, wenn Du mit Deinem Baby im Kinderwagen das Haus verlässt – in der Trage kannst Du Dein Kind mit Deiner Tragejacke warmhalten. Jacken gibt es in allen Fütterungsgraden, Schneeanzüge kommen sinnvollerweise ab etwa 5°C und darunter zum Einsatz. Denk immer auch daran, den spärlich behaarten Kopf Deines Babys mit einem Mützchen warmzuhalten bzw. mit einem Sonnenhut vor UV-Strahlung zu schützen.

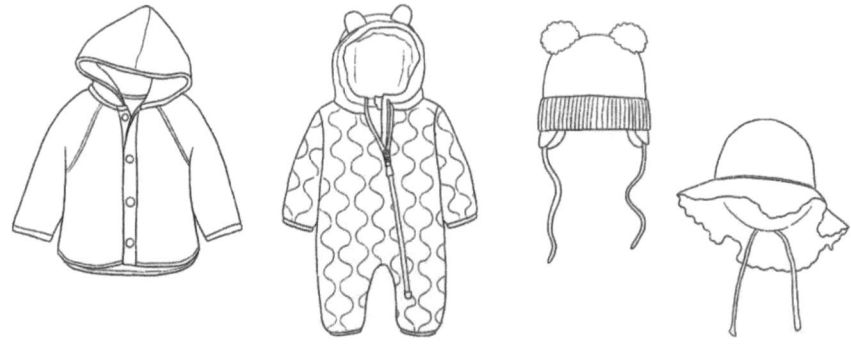

Shirts, Pullover, Kleider, Socken und Stirnbänder sind ja weitestgehend selbsterklärend.

Um zu testen, ob Dein Baby warm genug angezogen ist, führe den Nackentest durch: der Bereich am Nacken bzw. zwischen Babys Schulterblättern sollte angenehm warm sein. Nicht kühl, nicht schwitzig, nur warm. Wenn das so ist, ist Dein Schatz optimal angezogen.

Auf der kommenden Seite findest Du eine Ankleidehilfe für die Nacht. Es kommt nämlich nicht nur auf den Schlafsack an, sondern auch auf das, was Du darunter packst. Und in ganz heißen Nächten werdet ihr gar keinen Schlafsack benötigen. An der folgenden Tabelle habe ich mich bei meinen Mädels immer gut orientieren können.

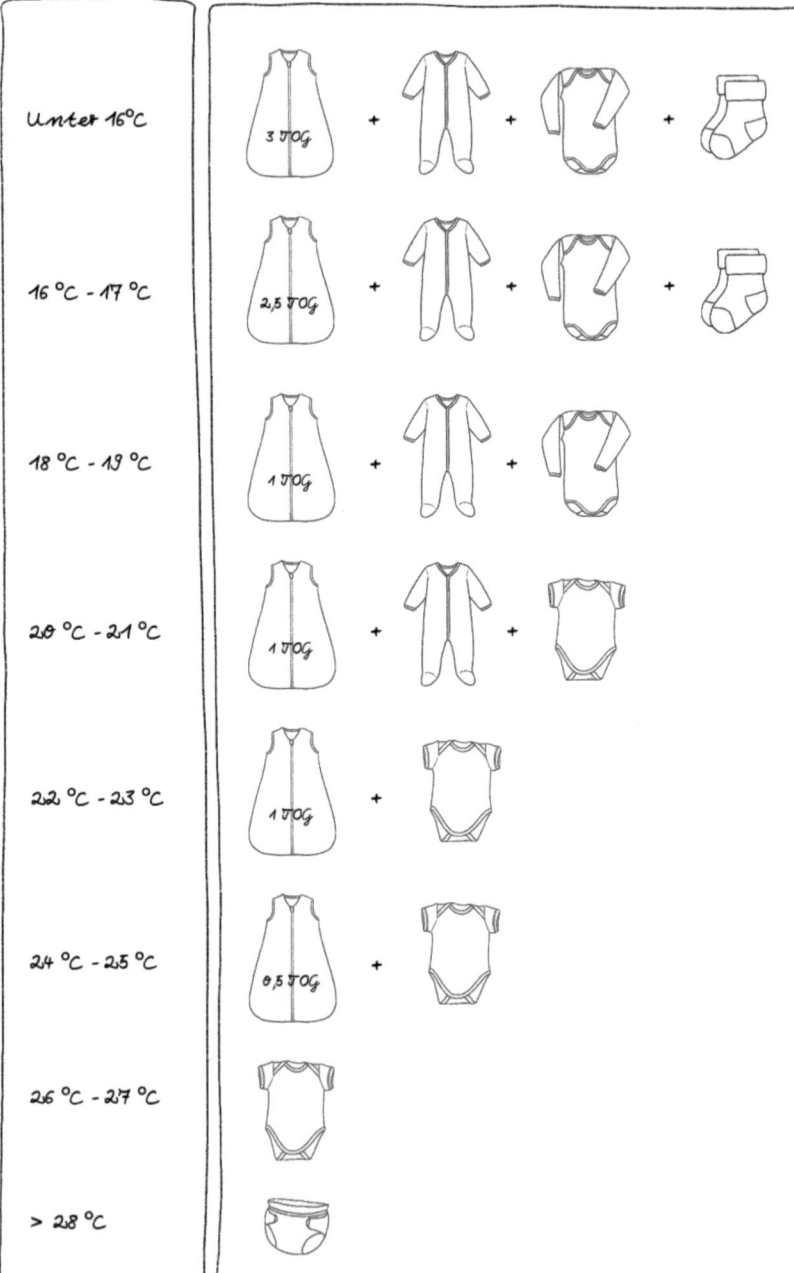

Unter 16°C	3 TOG + + +
16 °C – 17 °C	2,5 TOG + + +
18 °C – 19 °C	1 TOG + +
20 °C – 21 °C	1 TOG + +
22 °C – 23 °C	1 TOG +
24 °C – 25 °C	0,5 TOG +
26 °C – 27 °C	
> 28 °C	

Was ich übrigens auch gern vorher gewusst hätte: wie unterschiedlich die Klamotten verschiedener Hersteller ausfallen. Meine Töchter haben zum Teil drei Kleidergrößen gleichzeitig getragen, weil die Unterschiede so groß sind. Grundsätzlich sollen sich die Babygrößen an der Körperlänge orientieren. Manche Hersteller machen aber „ab"-Kleidung, andere wiederum machen „bis"-Kleidung: bei Alana passen die Shirts in 74 *ab* einer Körpergröße von 74 cm, bei C&A passen sie *bis* zu einer Körpergröße von 74 cm. Um Dir das Kopfweh und einige Fehlkäufe zu ersparen, findest Du auf der nächsten Seite meine persönliche, hochwissenschaftliche Zusammenstellung.

- **H&M** → fällt größengerecht aus
- **C&A** → fällt deutlich kleiner aus
- **Ergee** (KiK) → fällt größengerecht aus
- **Vertbaudet** → fällt minimal größer aus
- **Next** → fällt zum Teil deutlich größer aus
- **Name it** → fällt größengerecht aus
- **Topomini** (Ernstings Family) → fällt größengerecht aus, manchmal etwas größer
- **Pusblu/Alana** (dm) → fällt größer aus
- **Baby Sweets** → fällt größengerecht aus
- **Zara** → fällt kleiner aus
- **Müsli** → fällt größer aus, aber flexibel
- **Impidimpi** (Aldi) → fällt etwas größer aus
- **Lupilu** (Lidl) → fällt etwas größer aus
- **Petit Bateau** → fällt kleiner aus
- **Steiff** → fällt größengerecht aus
- **Little One** → fällt größengerecht aus
- **S. Oliver** → fällt etwas kleiner aus

Um Dein Baby (und Dich) beim An-, Aus- und Umziehen nicht unnötig zu quälen, ist es ratsam, eher zur nächsthöheren Größe zu greifen, zumal viele Klamotten mit dem Waschen noch eingehen.

Und nun viel Spaß beim Baby-Dekorieren!

Kapitel 17: Entwicklung, Sprünge, Meilensteine

Auch hier vorab ein **Disclaimer**: dieses Kapitel ist keine Zusammenfassung der Entwicklung von Babys, sondern beschreibt das, was uns in den ersten Wochen und Monaten besonders aufgefallen ist und besonders geholfen hat. Wenn Du Dich über die Entwicklung weiter belesen möchtest, findest Du dazu unter „Ressourcen" einige Verweise. Wenn Du Dir arge Sorgen um die Entwicklung Deines Kindes machst, musst Du Dein Kind ärztlich untersuchen lassen!

In den allerersten Tagen kann Dein Baby vor allem eines: irgendwohin starren, in der Sinnensuppe schwimmen und von allem überfordert sein. Es kann noch nicht besonders scharf sehen, kann aber verschiedene Helligkeitsstufen, Kontraste und Gesichter wahrnehmen, für die es sich auch nach und nach mehr interessiert. Der Punkt des schärfsten Sehens liegt etwa 25 cm von den Augen entfernt: das ist ungefähr der Abstand von Deinem Gesicht, wenn Du Deinen Schatz in Wiegehaltung hältst.

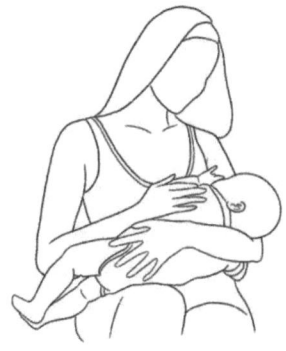

Erst mit etwa drei Monaten fängt die Welt Deines Babys an, farbig und dreidimensional zu werden.

Auch das Hörvermögen muss sich ausbilden; anfangs hört Dein Kind am liebsten Stimmen und allen voran Deine. Mit der Zeit hört es immer besser und quakt auch selbst fleißig in der Gegend rum: bereits mit etwa drei Monaten kann es Dir mit Lauten „antworten". Tasten, Schmecken und Riechen sind und bleiben für Dein Baby das Wichtigste! Es sucht Deine Nähe, riecht Deinen Körpergeruch, sucht nach seiner Nahrungs- und Trostquelle.

Die Umstellung könnte größer nicht sein: gerade noch im warmen, dunklen Bauch, umgeben von weißem Rauschen und ohne diese lästigen Aufgaben wie Atmen, Schlucken, Verdauen, Schreien, Riechen. Alles war bis gerade eben gleichförmig – es war immer ungefähr gleich hell, gleich dunkel, gleich laut, gleich leise, gleich warm. Und auf einmal wird man nach draußen befördert und muss mit all diesen neuen Sinneseindrücken umgehen. Hier ein grelles Licht, da ein starker Kontrast, plötzlich riecht es nach Parfum, das mütterliche Herzschlaggeräusch ist nicht mehr da – aber da hinten krächzt Tante Ilse, Klamotten kratzen, Hunger macht sich breit. Das kann man schon mal als Downgrade empfinden!

Manche Kinder nehmen dieses Schicksal einfach stoisch an und starren weiter munter vor sich hin, bis alles mehr Sinn ergibt. Andere wiederum verleihen ihrem Unmut durch Gebrüll Ausdruck. Bis Dein Mäuschen sich eingegrooved hat auf die neuen Lebensumstände, ist es auf jeden Fall gnädig, Reizüberflutung zu vermeiden und nicht ab Tag 1 mit Frühförderung auf der Matte zu stehen (außer Du möchtest jeden Abend stundenlang angebrüllt werden). Die ersten Tage sind zum Kennenlernen und Kuscheln da. Auf die neue Situation einstellen müsst ihr euch alle zusammen!

Im Wesentlichen bestehen die Tage am Anfang aus Schlafen, Wickeln, Kuscheln, Nahrungsaufnahme, Repeat. Das kann eintönig sein, ist für Dein Baby aber am Anfang das Beste. Für Dich fühlt es sich vielleicht an, als bekämest Du nur wenig zurück. So richtig sozial interagieren kann Dein Baby ja nur eingeschränkt: aber es beruhigt sich in Deinen Armen, es zieht Deine Stimme allen anderen vor, es braucht Deine Wärme und Deinen Geruch. Außerdem kommt es von Geburt an im Schlaf immer mal wieder zum „Engelslächeln" – das ist zwar noch kein bewusstes Lächeln, sondern eine zufällige Muskelkontraktion, sieht aber trotzdem nicht weniger putzig aus.

Mit der Zeit wird Dich Dein Baby mit Blicken immer mehr fixieren und Du hast das Gefühl, dass es wirklich Dich anschaut. Und nach durchschnittlich etwa sechs Wochen kommt dann der Moment, auf den Du sehnlichst gewartet hast: Dein kleiner Schatz lächelt Dich tatsächlich bewusst an! Sechs Wochen klingen lang, vor allem wenn man mitten im Wochenbett steckt, aber der Moment wird schneller da sein, als Du denkst. Nach etwa vier bis sechs Monaten wird das Lächeln dann spezifischer: Dein Baby strahlt Dich, Deinen Partner bzw. Deine Partnerin und enge Bezugspersonen regelrecht an. Zu dieser Zeit morgens neben meinen Mäusen aufzuwachen und sie sofort grinsen zu sehen, wenn wir Blickkontakt hatten, zählt zu den schönsten Erinnerungen, die ich je sammeln durfte. Ebenfalls mit etwa vier bis sechs Monaten geht auch das laute, glucksende Lachen los!

Mit Entwicklungsschritten und Meilensteinen ist das so eine Sache. Jedes Baby ist anders und während die einen sich schon mit zwölf Wochen drehen, lassen sich andere bis in den sechsten Monat damit Zeit. Die Spannbreite dessen, was normal ist, ist groß! Grundsätzlich gilt: wenn Dein Kinderarzt bzw. Deine Kinderärztin bei den U-Untersuchungen keinen Anlass zur Besorgnis sieht, musst Du Dich auch nicht verrückt machen. Irgendwie fiebert man ja jedem Meilenstein entgegen, aber am Ende fragt man sich, warum man nicht einfach die Zeit genossen hat. Leider gibt es viele kompetitive Elternteile, aber auch Freunde und Verwandte, die bei jedem zweiten Telefonat fragen, wann Deine zwei Monate alte Tochter endlich läuft. Lass Dich davon nicht verunsichern und nimm die Entwicklung Deines Babys an, wie sie ist. Ist es manchmal eintönig oder sogar langweilig, Deinem Baby wochenlang dabei zuzuschauen, wie es in Bauchlage liegt und nicht den Schritt zum Vierfüßlerstand macht? Unbedingt! Aber Du kannst die Zeit auch nutzen, um Dich danebenzusetzen, Dein Kind vollzuquatschen, Dir ein Grinsen abzugreifen oder etwas zu lesen. Denn am ersten Geburtstag erinnerst Du Dich vielleicht an diese Momente und fragst Dich, wo die Zeit geblieben ist. The days are long, the years are short!

Bei ganz vielen Eltern steht ein sehr bekanntes Buch zum Thema Babyentwicklung im Bücherschrank: „Oje, ich wachse!" oder „The Wonder Years". Es beschreibt die Wachstums- und Entwicklungsschübe von Babys im ersten Lebensjahr (und darüber hinaus) sowie die damit einhergehenden Phasen der Quengeligkeit und des Unwohlseins. Diese Phasen sollen bei allen Kindern zu recht genau definierten Zeitpunkten nach dem errechneten Geburtstermin einsetzen und eine bis mehrere Wochen dauern. In dieser Zeit erlernt das kindliche Gehirn die Grundlagen für neue Fähigkeiten, bezahlt dafür aber mit übler Laune, viel Gebrüll und dem Bedürfnis nach noch mehr Nähe. Dazu gibt es unter anderem auch eine App, in der Eltern diese Sprünge tracken und nachsehen können, ob es wieder so weit ist. Bei uns konnte man wirklich die Uhr danach stellen: wenn sich unsere große Tochter mal nicht von Papa hat bettfertig machen lassen, haben wir in die App geschaut und siehe da – es war wieder Sprungzeit. Nur... ist das ganze System wirklich wissenschaftlich einwandfrei belegbar? Geht so.

Grundlage für die „Sprünge"-Theorie war eine Arbeit über die Vulnerabilität, also Erkrankungsanfälligkeit, von Schimpansensäuglingen, in der erkannt wurde, dass es im ersten Lebensjahr zeitliche Muster dafür zu geben schien. Später wurde die Untersuchung auf 15 menschliche Babys ausgeweitet. Die Ergebnisse dieser Untersuchung sind die Datengrundlage für das Buch. Ziemlich dünn! Studien, die das Thema in den Folgejahren untersuchten, konnten die genau definierten Sprünge nie zu 100 % reproduzieren.

Während es außer Frage steht, dass sich Kinder im ersten Jahr rasant entwickeln – und das auch in Phasen – , lässt sich nicht belegen, dass die Phasen immer zu genau definierten Zeitpunkten stattfinden und sich dabei nicht überlappen. Außerdem lassen die Untersuchungen die äußeren Faktoren völlig außer Acht: wie geht es den Müttern? Werden die Kinder gestillt? Werden ihre Bedürfnisse immer zeitgerecht befriedigt? Wie ist die soziale Einbindung der Kinder? Sind sie gesund? Frühkindliche Entwicklung findet nicht auf einer einsamen Insel statt.

Das Sprünge-Konzept ist deswegen so ansprechend, weil es eine einfache Erklärung für schlechte Phasen liefert, an deren Ende aber eine Belohnung in Form neu erlernter Fähigkeiten wartet. Als Elternteil kann man entspannen: man hat nichts falsch gemacht, das Kind ist einfach gerade in einem Schub. Und ganz falsch ist es auch nicht: im Prinzip folgen die Schübe und die daraus resultierenden Fähigkeiten grob den wissenschaftlich anerkannten Meilensteinkalendern im ersten Jahr, nur mit viel Gedöns drumherum. Deswegen erkennen viele Eltern ihre Kinder darin auch wieder. Neue Meilensteine und die dazugehörige Gehirnentwicklung müssen ja tatsächlich verarbeitet werden und können das Babyhirn überfordern! Und da Buch und App auch einige Ideen liefern, wie man in dieser Zeit den besonderen Bedürfnissen des Babys gerecht werden kann, schadet es auch nicht. Babys lernen am besten, wenn sie Aufmerksamkeit und Nähe bekommen, wenn mit ihnen interagiert wird. Zudem hilft es auch zu verstehen, dass *alles* eine Phase ist! Und diese Phasen gehen vorbei. Ob die Phasen tatsächlich immer genau dem Buch entsprechen, darf aufgrund der wissenschaftlichen Evidenz bezweifelt werden. Und solange das den Eltern keine Sorgen bereitet („eigentlich müsste mein Kind jetzt drei Wochen schreien und dann laufen können, warum geht das nicht?") oder sie deswegen den Nachwuchs vernachlässigen („laut App schreit das Kind jetzt sowieso bis nächsten Dienstag, dann müssen wir uns ja nicht bemühen"), hat es kein großes Schadenspotenzial, außer für Deinen Geldbeutel.

Ich fand es spannend, wie dargestellt wird, welche Dinge ein so kleines Gehirn erst lernen muss, die für uns selbstverständlich sind. Auch, wenn es vielleicht nicht zu genau festgelegten Zeitpunkten geschieht, ist das Wissen darüber und damit einhergehend das Verständnis für das eigene Kind sehr hilfreich.

Wenn Dich die Meilenstein-Soll-Werte interessieren, kannst Du zum Beispiel auf den Seiten des CDC (findest Du unter „Ressourcen" in diesem Buch) oder im gelben U-Heft nachsehen.

Irgendwann ist Dein Kind aus der Phase ein Eingroovens dann auch heraus und Du überlegst, wie Du mit einem frisch geschlüpften Baby spielen bzw. es unterhalten kannst. Für uns haben sich ganz früh Kontrastkarten gelohnt: der Sehsinn entwickelt sich erst noch, aber von intensiven schwarz-weißen Kontrasten sind die meisten Babys schon bald fasziniert. Ab etwa drei Monaten werden auch kräftige Farben interessant. Hierfür gibt es Kartensets für alle Altersstufen. Es reicht, mit ein paar Minuten am Tag anzufangen!

Babyspielzeug gibt es wie Sand am Meer. Wenn Du Dein Baby damit fördern und unterstützen willst, kannst Du altersgerecht die verschiedenen Sinne ansprechen.

Greifringe, Knisterbücher oder ein Oball sind für die kleinen Patschehändchen interessant, die langsam anfangen wollen, zu greifen und Dinge festzuhalten. Genauso verhält es sich mit Spielbogen oder einem „Activity Center", von dem bunte Anhänger herunterbaumeln, nach denen Dein Kind schlagen und sie anfassen kann. Mit einer Rassel, Glöckchen oder einer Spieluhr kannst Du Dein Kind animieren, in die Richtung zu sehen, aus der das Geräusch kommt. Und wenn Du ein kontrastreiches Mobile beispielsweise über den Wickeltisch hängst, hast Du gute Chancen, Dein Mäuslein halbwegs in Ruhe wickeln zu können.

Bunte Farben und hohe Kontraste kann Dein Kind schon früh gut erkennen. Babyspielzeuge in gedeckten Farben und Hygge-Optik sind zwar für die elterlichen Augen angenehmer, regen das Baby aber nicht an. „Sad beige" kann aber nützlich sein, um ein reizüberflutetes Kind wieder etwas herunterzubringen. Schädlich ist es also nicht, das Kinderzimmer in gedeckteren Tönen zu streichen. Ein Spielbogen in Quietschfarben aber freut und fördert Dein Baby, auch wenn er Dir in den Augen brennt.

Beim Spielzeugkauf solltest Du bzw. sollte Deine schenkende Verwandtschaft darauf achten, dass keine speichellöslichen Lacke und Farben verwendet werden, denn früher oder später wird Dein Kind alles (!) in den Mund nehmen. Auch sollten sich keine verschluckbaren Kleinteile lösen können: lieber den Kuschelbären mit den gestickten oder gedruckten Augen kaufen als den mit den Knopfaugen. Spitzen oder Ecken sind ebenso tabu wie schädliche Inhaltsstoffe. Suche hier zum Beispiel nach dem „GS"-Siegel für Geprüfte Sicherheit.

Auch ohne Spielzeuge kannst und solltest Du Dich mit Deinem Baby in den ersten Monaten beschäftigen, mit ihm spielen und es fördern. Ich habe unheimlich gern mit meinen Töchtern meine Lieblingslieder gehört, dazu sanft vor dem Fenster hin- und hergeschunkelt und ihnen vorgesungen. Du kannst Deinem Schatz jetzt auch schon viel erzählen und ihn dabei anschauen, oder eine Babymassage einbauen. Du kannst Kinderlieder oder Zählreime vorsingen, Bilderbücher durchsehen oder spazieren gehen. Wenn es Sommer ist, nimm eine Spieldecke mit und setze Dich mit Deinem Baby in den Schatten. Fotos von Verwandten mit großen Gesichtern finden Babys auch interessant, zeig ihm oder ihr doch ein paar davon!

Ein wenig „Babysport" wird jetzt auch immer interessanter. Mach Deinem Kind seine Füße schmackhaft, indem Du ein kleines Handtuch unter den Po rollst und bunte (Rassel)Söckchen an die Füße ziehst. Führe die linke Handfläche vorsichtig zum rechten Fuß und umgekehrt. Animiere Dein Baby mit Geräuschen oder buntem Spielzeug, seinen Kopf in verschiedene Richtungen zu drehen. Und ganz wichtig: Tummy Time!

Zeit in Bauchlage ist für die Kleinen sehr wichtig. Die Rumpf- und Nackenmuskulatur wird gestärkt, Schädeldeformierungen werden verhindert und der Grundstein für weitere

177

Entwicklungsschritte wird gelegt. Auch bei Blähungen schafft die Bauchlage Abhilfe. Dein Baby lernt außerdem, den Kopf zu halten und im Gleichgewicht zu bleiben. Eine super Sache also – allerdings finden nicht wenige Babys das absolut inakzeptabel und jammern, sobald man loslegt. Und loslegen sollte man ab dem ersten Tag zuhause! Wenngleich auch nur kurz: eine halbe Minute, ein paar Mal im Tag, reicht ganz am Anfang. Das steigert sich von Woche zu Woche, bis die Kinder ab etwa sechs Monaten die Hälfte der Wachzeit auf dem Bäuchlein verbringen.

Aber Bauchlage ist nicht gleich Bauchlage: nicht nur die klassische Tummy Time auf der Spieldecke zählt dazu, sondern auch beispielsweise der Fliegergriff oder das Kuscheln bäuchlings auf Deinem Oberkörper. Wenn Dein Kind es immer grauenvoll findet, auf den Bauch gelegt zu werden, kannst Du es beispielsweise mit einem eingerollten Handtuch oder Tummy-Time-Kissen hinter den Oberarmen unterstützen. Je älter es wird, desto mehr wirst Du es auch während der Bauchzeit mit spannendem Spielzeug begeistern können. Auf einem Schwimmring, in dessen Mitte ein Ball oder ähnliches liegt, vergisst Dein Schatz vielleicht kurz, dass er die Tummy Time gar nicht so mag.

Wir hatten beide Extreme: unsere Große bekam man aus der Bauchlage gar nicht mehr weg, die Kleine empfand es stets als absolut unverschämte Zumutung. Entwickelt haben sie sich dennoch ziemlich genau gleich schnell – mach Dir da also bitte keine Sorgen. Wenn es hier bei der U5 noch Verzögerungen gibt, wird Deine Kinderarztpraxis mit Dir die nächsten Schritte besprechen. (Falls Du Dich übrigens sorgst wegen der Bauchlage und SIDS: wenn Du wach bist und Dein Baby auch, ist die Bauchlage absolut sicher!)

An die Praxis solltest Du Dich auch wenden, wenn Dein Baby eine ausgeprägte Lieblingsseite hat. Falls es in Rückenlage immer nur nach rechts oder nur nach links schaut, kann das auf Dauer zu einer Verformung des Schädels führen. Eine solche leichte Verformung haben viele Babys, und in vielen Fällen verwächst sie sich wieder, weil die Babys irgendwann nahezu alle ihre Wachphasen auf dem Bauch verbringen, während der Schädel weiterwächst. Wenn Dein Kinderarzt oder Deine Kinderärztin hier allerdings Handlungsbedarf sieht, kann er oder sie Dich an eine Praxis für Physiotherapie bzw. Krankengymnastik verweisen.

Am Anfang hat Dein Baby nur begrenzte Ressourcen für Spiel, Spaß und Spannung. Wenn es Dir daher zu verstehen gibt, dass es Ruhe braucht, zum Beispiel durch Wegdrehen des Kopfes, Augenreiben oder Protestgejammer, ist es besser, ihm eine Auszeit zu gönnen und mit einem besser gelaunten Kind später weiterzumachen. Bitte zwing Deinen Spatz auch nie in Positionen, die er oder sie noch nicht von alleine einnimmt. Ein forciertes Sitzen oder Stehen kann dem Rücken schaden: Dein Kind macht das, was es kann, wenn es das kann.

Mein Tipp zum Ende des Kapitels: es ist verführerisch, jeden Tag auf den nächsten Meilenstein zu hoffen und sich permanent mit andern zu vergleichen. Insbesondere übrigens, wenn Geschwisterkinder da sind! Dem Drang solltest Du aber widerstehen. Nimm die Entwicklung Deines Kindes so an, wie sie ist. Schau Dich nicht um in Mamiforen, wo jedes zweite Kind schon mit elf Monaten im Handstand Dreiwortsätze heruntergebetet hat. Setz Dich und Dein kleines Wunder nicht unter Druck, sondern saug die verkuschelten und manchmal langweiligen Stunden in Dich auf. Genieß die Ruhe, solange Dein Baby noch nicht krabbeln kann und freu Dich trotzdem enthusiastisch über seine ersten Versuche. Schon in wenigen Jahren wirst Du Dir wahrscheinlich Fotos von dieser Zeit ansehen und Dich fragen, wie das alles so schnell vorbeigehen konnte.

Und – es ist nur eine Phase! Dieser Satz sollte eines Deiner neuen Mantras werden. Was habe ich die kleinen Macken meiner ersten Tochter gegoogelt: sie zieht dauernd die Lippen ein, ist das schlimm? Sie klopft mit einem Bein permanent auf den Boden, hat sie ein Problem? Sie überstreckt sich manchmal beim Spielen, wohin führt das? Sie dreht sich am Schlaf auf den Bauch und wird davon wach, wird das je enden? Papa darf sie nicht mehr wickeln, gibt es ein Bindungsproblem? All diese Dinge verschwanden nach kurzer (oder längerer) Zeit wieder. Babys entwickeln sich und probieren einfach Dinge aus. Bei meiner zweiten Tochter war ich da sehr viel entspannter. So vieles passiert in Phasen, die Dich zeitweise umtreiben, besorgen, nerven können. Und all diese Phasen gehen wieder vorbei. An das meiste wirst Du Dich später wahrscheinlich gar nicht mehr erinnern können, bis Du einmal ein Bild von damals in der Hand hältst und sagst: „Stimmt, das hat er ja mal eine Weile lang gemacht! Verrückt..."

Kapitel 18: Familienzeit, Bonding & Erinnerungen

„Ja, ich helfe meiner Frau auch oft mit dem Baby. Heute muss ich zum Beispiel wieder babysitten!" – wenn ich so etwas höre oder lese, und das geschieht leider recht häufig, kommt mir die Galle hoch. Klar, als Mama bist Du in den allermeisten Fällen am Anfang die Hauptbezugsperson. Du kannst Dein Kind besser beruhigen, wahrscheinlich schläft es bei Dir, vielleicht stillst Du es. Das heißt aber nicht, dass der Mental Load allein bei Dir liegen sollte. Dein Partner bzw. Deine Partnerin ist ein vollwertiger Elternteil, der nicht „hilft" oder „babysittet": das nennt sich einfach „Eltern sein" und gehört zum Standardprogramm dazu. Gerade in heterosexuellen Paarbeziehungen bekommt der Mann oft tonnenweise Schulterklopferei für Selbstverständlichkeiten („oh, er geht mit dem Kind auf den Spielplatz, so ein toller Papa!"), während die Mama gefühlt nichts richtig machen kann: stillt sie? Nein? Rabenmutter! Stillt sie länger als 6 Monate? Glucke! Hat sie das Baby in der Trage? Dinkeljutta! Liegt das Kind im Kinderwagen? Eisklotz! Macht sie zwei Jahre Elternzeit? Faules Stück! Geht sie nach einem Jahr zurück in den Job? Karrieregeil!

Glücklicherweise sind wir nicht mehr in den 1960er Jahren und viele Familien haben ein anderes Selbstverständnis; Papas sind engagierter und nehmen auch mal Elternzeit (allerdings nicht ansatzweise so viel wie Frauen). Das ist eine super Entwicklung und kann Dich als Mama natürlich entlasten. Partnerinnen und Partner, die mit hoher Wahrscheinlichkeit voll erwerbstätig sind während Deiner Elternzeit, müssen aber anerkennen, dass Care-Arbeit tatsächliche und sehr anstrengende Arbeit ist – und dass es unheimlich hilfreich ist, wenn der „Mental Load" geteilt wird. Impfungen und Vorsorgetermine im Kopf haben, auf Essens- und Schlafenszeiten des Babys achten, Spiel und Förderung koordinieren, Badetage im Auge behalten, Windelvorräte auffüllen, Babywäsche waschen: diese Aufgaben könnt ihr euch auch teilen! Natürlich kommt der andere Elternteil nach einem langen Arbeitstag nach Hause und möchte auch mal entspannen – aber Du hattest einfach mal keine Pause sowie den größten Teil des Tages und der Nacht „Babydienst": auch Du hast mal etwas Ruhe verdient. Du hältst Deinen Spatz am Leben, ernährst ihn – oft auch mit dem eigenen Körper – , förderst ihn, bekuschelst ihn, überwachst seinen Schlaf. Es ist ein Vollzeitjob und Du kannst jede Unterstützung brauchen, die Du kriegen kannst. Das Kind hast Du ja nicht allein gemacht!

Auch für diese Themen gilt mal wieder: *redet miteinander*. Für euch alle ist die erste Zeit als Familie eine Umstellung, und vielen Partnern bzw. Partnerinnen blutet das Herz, wenn sie nach wenigen Wochen wieder arbeiten gehen müssen, während Baby und Mama noch enger zusammenwachsen. Es kann natürlich auch sein, dass Du manche Aufgaben gar nicht in die Hände des oder der anderen geben *möchtest*. Da hilft nur Kommunikation. Wir wussten von Anfang an, dass der Papa sich viel engagieren und einbringen möchte, und haben mit der Zeit einfach Dinge etabliert, die seine festen Ressorts geworden sind. Baden, Tagschläfchen in der Trage, Gute-Nacht-Rituale und so ziemlich der gesamte Mental Load für den Haushalt sind an ihn gefallen, und so fuhren wir auch beim zweiten Kind ziemlich gut. Findet heraus, was für euch passt, sodass ihr beide nicht komplett ausgebrannt seid am Ende des Tages. Patentlösungen gibt es ohnehin nicht, aber es hilft, flexibel die Bedürfnisse des Babys und des anderen Elternteils beantworten zu können.

Dann gibt es natürlich auch zusätzliche „Spaß"-Aufgaben, die oft von Papas bzw. dem anderen Elternteil übernommen werden: mein Mann hatte bei beiden Kindern viel Spaß am Babyschwimmen! Gar nicht so sehr, um Leistungsschwimmerinnen aus unseren Töchtern zu machen, sondern um Zeit miteinander zu verbringen. Dort gab es oft Väter, die sich das von der Mutter frisch wasserfertig gemachte Baby in der Schwimmhalle anreichen ließen, dreißig Minuten rumplanschten und es danach mit spitzen Fingern zum Duschen und Anziehen wieder in die Hände der wartenden Mutter drückten. Das ist natürlich nur so halb Sinn der Sache. Einander unterstützen, sodass beispielsweise die Mama dem Papa das von ihm gereinigte, gewickelte und angekleidete Baby vor der Tür abnimmt, er sich in Ruhe umziehen und sie das Baby stillen kann, ist ja sinnvoll und gut. Wenn allerdings hier wieder die gesamte Care-Arbeit an der Mama kleben bleibt, damit sich der Papa nach einer halben Stunde Wasserspaß wie der Vaterschaftskönig fühlen kann, läuft etwas schief. Jede Minute, die Baby und Papa bzw. anderer Elternteil miteinander verbringen, ist wichtig – sowohl beim Herumtollen im Wasser, als auch beim Fertigmachen danach. Und jede Minute, die eine Mama dadurch auch mal für sich hat, ist Gold wert!

Abgesehen davon ist Babyschwimmen einfach schön. Wenn das für euch in Frage kommt, solltet ihr euch frühzeitig nach einem Platz umschauen, denn die Wartelisten sind lang. Ganz billig ist es meistens auch nicht. Aber es ist eine wunderbare Gelegenheit, andere Eltern kennenzulernen und im warmen Wasser zu kuscheln – was Babys motorisch noch einmal anders fördert als das Herumrollen auf der Krabbeldecke. Sinnvollerweise wartet ihr mit dem Babyschwimmen bis nach der Rotavirenimpfung, um keinen Durchfall als Souvenir heimzubringen.

Babyturnen, Pekip und Krabbelgruppen gehören auch zu den Aktivitäten, die das Bonding und die Entwicklung des Babys fördern und euch helfen, auch mal wieder raus aus dem Haus zu kommen und andere Menschen kennenzulernen. Hier gibt es leider ebenfalls lange Wartelisten: es lohnt sich, sich schon früh umzuhören, ob etwas Passendes in Eurer Umgebung verfügbar ist.

Was für das Bonding zwischen euch als Eltern und eurem Baby unerlässlich ist, ist Körperkontakt. So oft, so lang, so viel wie möglich. Ganz hervorragend eignet sich dafür die Babymassage, über die wir teilweise schon im Kapitel „Bäuchlein, Koliken & Gebrüll" gesprochen haben. Du kannst Dein Baby massieren, um die Verdauung anzuregen, oder auch einfach, um Hautkontakt herzustellen und sie oder ihn zu beruhigen. Es gibt Kurse zum Erlernen der Babymassage, ebenso Bücher und Anleitungen für zuhause. Idealerweise baust Du die Babymassage jeden Tag in das Abendritual ein, das macht es für Deinen Schatz „berechenbarer" und sorgt für ein bisschen Ruhe vor der Schlafenszeit. Ein warmer Raum, warme Hände, viel Blickkontakt – schon kann es losgehen. Bezieh ruhig den ganzen Körper mit ein und sprich dabei leise mit Deinem Kind.

„Skin on skin" lautet die Zauberformel für ganz viel Oxytocin-Ausschüttung. Das „Kuschelhormon" spielt nicht nur bei den Wehen und beim Stillen eine zentrale Rolle, sondern auch bei der Bindung. Eine Extraportion Oxytocin könnt ihr als Eltern euch abholen, wenn ihr ein kleines Kuschelritual einbaut: Beim mittäglichen Wickeln mal den kleinen Spatz nackig auf die Brust nehmen und sich unter eine Decke kuscheln? Vor dem Schlafengehen den frisch bewindelten Mops in den Nachthemdausschnitt schieben und ein paar Schritte singend durchs Schlafzimmer spazieren? Nach dem Baden in ein gemeinsames Handtuch wickeln und unter der Wärmelampe stillen oder Fläschchen geben? Seid kreativ und genießt es! Solche Dinge gehören für mich zu den mit Abstand schönsten Erinnerungen aus der Babyzeit – und das können beide Eltern in ihren Alltag einbauen.

Ich habe außerdem viel Musik mit meinen Töchtern gehört, sie dazu im Arm gehalten, getanzt, gesungen, herumgewirbelt und geschunkelt. Jede von ihnen fand dabei andere Lieder gut, die ich dann in einer Playlist für die jeweilige Maus gesammelt habe. Jeder Song erinnert mich dabei an ganz besondere Momente, auch wenn ich ihn viel später noch einmal höre. Vielleicht kommt sowas für Dich ja auch in Frage.

Richtige Gamechanger in der intensiven Babyzeit waren für uns drei Dinge: die Trage, der riesige Laufstall und der Hochstuhl mit Newborn-Aufsatz. Sie alle haben den Stress herausgenommen, Ruhe reingebracht oder einfach wieder ein bisschen Zeit zusammen, als Familieneinheit, ermöglicht.

Beginnen wir mit der Trage. Babys sind in der Menschheitsgeschichte stets getragen worden – sie sind Traglinge. Wie zum Beispiel auch Affen oder Koalas verbringen menschliche Säuglinge den Beginn ihres Lebens eng an Bezugspersonen gekuschelt, anders als Nesthocker, die blind und taub auf die Welt kommen, oder Nestflüchter, die von Anfang an mit den Eltern Schritt halten können. Dafür sprechen unter anderem der Greifreflex, der runde Rücken und die Tatsache, dass ein Baby sich automatisch in die Anhock-Spreiz-Position begibt, wenn man es hochhebt.

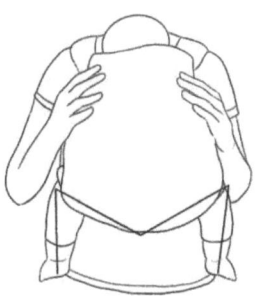

Schwer vorstellbar, dass Steinzeit-Ute mit einem Makeshift-Kinderwagen aus Treibholz aus der Höhle gedonnert kam, oder? Für Dein Baby fühlt es sich vertraut an, getragen zu werden, und es ist eine super Möglichkeit zur Co-Regulation. Viele Babys schlafen in der Trage gut ein, außerdem hast Du die Hände frei und kannst nebenbei andere Dinge erledigen. Dein Kind lässt sich in der Trage gut von äußeren Reizen abschirmen und schreit weniger. Wenn Dein Partner bzw. Deine Partnerin im Home Office arbeitet, kann er oder sie sich euer Baby mal ein Stündchen vor die Brust schnallen bei der Büroarbeit, damit Du etwas Me-Time hast.

Es gibt sehr viele Arten von Tragen (bzw. Tüchern) und ihr müsst, falls ihr eine wollt, für euch herausfinden, was zu euch passt. Ich kann nur empfehlen, eine Trageberatung in Anspruch zu nehmen! Der Berater oder die Beraterin hat viele Tragemodelle dabei, die ihr ausprobieren könnt und kann euch zeigen, wie genau ihr euer Kind darin ergonomisch einwickeln und tragen könnt, sodass weder bei euch, noch bei dem Kleinen daraus Haltungsschäden entstehen. Wenn ihr euch die Beratung sparen wollt, lest bitte die Bedienungsanleitung zur Trage oder zum Tuch genau durch; mit einem Baby, das auf halb acht hängt oder vorwärtsgerichtet ungefiltert ins Weltgeschehen starren muss, ist weder euch, noch eurem Kind geholfen.

Ich bin übrigens gar kein Feind des Kinderwagens: wir hatten immer beides und unsere erste Tochter fand auch beides gut. Es gibt aber auch Kinder, wie unsere kleine Tochter, die es uncool finden, abgelegt zu werden. Da konnte der Kinderwagen noch so schön ruckeln, sie war nur am Mäkeln, wo die andere stundenlang friedlich geschlafen hatte. Das werdet ihr aber im Laufe der Zeit herausfinden. Für den Rücken kann so eine Tragepause im Kinderwagen mal ganz erholsam sein. Ein paar Dinge sind aber zu beachten: Eurem Schatz sollte im Kinderwagen und auch in der Trage die Sonne nicht direkt ins Gesicht bzw. auf die zarte Babyhaut scheinen. Sonnenschutz ist das A und O! Hängt bitte zudem den Kinderwagen nicht komplett mit Tüchern zu, darunter wird es extrem heiß. Außerdem solltet ihr euer Kind in den ersten Monaten so in den Kinderwagen legen, dass es euch ansieht. Nach vorne gerichtet kann das Kind den Reizen der Welt da draußen nicht ausweichen, was in der Anfangszeit suboptimal ist.

Falls euer Kind beim Spaziergang, vor allem in der Trage, die ganze Zeit japst, liegt das übrigens daran, dass Babys reflexartig die Luft anhalten, wenn sie einen Luftzug im Gesicht abbekommen. Danach atmen sie wieder tief ein. Das ist keine „Fehlfunktion", sondern ganz normal – kann aber an windigen Tagen die Spazierrunde etwas anstrengend gestalten.

Davon ab ist Spazierengehen aber super und ein hervorragendes Mittel gegen den Lagerkoller im Wochenbett. Du kannst damit schon sehr früh nach der Geburt beginnen und stückweise Deinen

Radius erweitern. Dabei wirst Du jeden Tag merken, wie Deine Beweglichkeit und Ausdauer zurückkommen, während Deinem kleinen Schatz die frische Luft natürlich auch guttut. Achte nur darauf, den Mops den Temperaturen entsprechend zu kleiden. Wenn Du eine Trage nutzt, kannst Du Deine Umstandsjacke auch noch eine Weile als Tragejacke verwenden. Als meine Töchter die 70 cm geknackt hatten, habe ich mir die Tragejacke einfach eine Nummer größer bestellt.

Möglicherweise hast Du anstrengende Verwandte oder Bekannte, die Dir mitteilen, dass Du Dein Baby mit dem ewigen Tragen ja verwöhnst und es nicht immer gleich auf den Arm nehmen sollst, wenn es schreit. „Die manipuliert Dich doch! Die schreit, wenn ihr langweilig ist, weil sie weiß, dass Du dann kommst!" Das ist Quatsch, und Du musst Dich auch vor niemandem dafür rechtfertigen, dass Du Deinem Kind viel Nähe schenkst. Kinder entwickeln in der ersten Zeit auf diesem Planeten ihr „Urvertrauen" und das Beste, was Du für Deinen Schatz in diesen Monaten tun kannst, ist, auf jedes seiner Bedürfnisse so schnell es geht zu antworten. Sicher gebundene Kinder werden, entgegen der Schwarzpädagogik-Folklore, früher selbstständig und entwickeln ein gesundes Selbstvertrauen. Außerdem sind so kleine Mäuse kognitiv noch gar nicht in der Lage, Dich zu manipulieren. Also trag Dein Kind, so oft es euch beiden guttut (aber vernachlässige dabei bitte auch Deine Bedürfnisse nicht).

Unsere zweite fantastische Anschaffung war der Hochstuhl. Den braucht jedes Kind im Laufe des ersten Jahres, aber der Neugeborenenaufsatz hat uns den Luxus gemeinsamer Mahlzeiten wieder ermöglicht. Klar, direkt nach der Geburt sitzt Du abends wahrscheinlich mit Deinem clusternden Baby auf der Couch. Aber irgendwann werden die abendlichen Still-Marathons auch weniger und Du würdest gern wieder in Ruhe und unter Zuhilfenahme all Deiner Hände essen, am liebsten gleichzeitig mit dem anderen Elternteil. Da kommt der Neugeborenenaufsatz ins Spiel! Für die Dauer einer Mahlzeit könnt ihr euren Spatz darin parken und einfach mal wieder ein Stück Normalität genießen. Voraussetzung ist natürlich, dass Dein Kind das toleriert – ansonsten gibt es auch Newborn-Aufsätze mit kleinem Spielbogen oder Mobile (oder ihr kauft einen aufsteckbaren Spielbogen). Ihr sitzt wieder gemeinsam am Tisch und euer Baby überblickt von seinem neuen Thron aus die Situation.

In die gleiche Kerbe schlägt die Babywippe. Auch hier gibt es Modelle mit aufsteckbarem Bogen und Du kannst Dein Kind darin kurz festschnallen, während Du Dinge erledigst, für die Du beide Hände benötigst. Das Baby vor die Dusche stellen und Haare waschen, das Baby in die Küche stellen und die Spülmaschine ausräumen, das Baby ins Wohnzimmer stellen und ein paar Kniebeugen machen: (fast) nichts ist unmöglich. Lass nur bitte Dein Kind nicht unbeaufsichtigt in der Wippe und erst recht nicht auf erhöhten Oberflächen wie einem Tisch.

Eine unbedingte Kaufempfehlung ist auch der übergroße Laufstall! Je mobiler Dein Baby wird, desto praktischer wird er. Unserer war 1,5m x 2m groß und eine solche Größe bedeutet, dass Du Dich auch einfach mal der Länge nach in den „Käfig", wie wir unser Exemplar liebevoll nannten, legen und ein bisschen entspannen kannst. Eine Matte und eine Krabbeldecke sind darin auch schnell ausgelegt, schon können die Rollversuche und Erkundungstouren losgehen. Eure Wohnung sollte natürlich ohnehin kindersicher sein, aber es nimmt sehr viel Stress raus, wenn der Knirps in einer ungefährlichen Bubble ist, nicht abhauen und sich nichts tun kann. Du kannst natürlich auch einen Spielbogen darin aufbauen, einen Aktivitätswürfel darin platzieren, ein beaufsichtigtes Schläfchen dorthin verlegen oder „Hochzieh-Schlaufen" am Rand montieren, wenn Dein Schatz anfängt, sich überall hochzuziehen. Unsere erste Tochter hat im Käfig sogar die ersten Schritte gemacht.

Es ist schwer, sich in den ersten Monaten mit Kind nicht als Paar aus den Augen zu verlieren. Alle sind vollgepackt mit Aufgaben, überwältigt von neuen Herausforderungen und das

Schlafzimmer gehört euch auch nicht mehr alleine. Selbst, wenn man vorher sehr eng war, kann es passieren, dass man vorübergehend wie „Mitbewohner" lebt. Möglicherweise bist Du vom vielen Kuscheln und Stillen an manchen Tagen auch „overtouched" und möchtest nicht angefasst werden, und vielleicht fehlt Deinem Partner bzw. Deiner Partnerin das Verständnis dafür. Es kann aber auch sein, dass ihr beide das als temporären Teil eurer neuen Situation akzeptieren und euch gut damit abfinden könnt: das lässt sich nur schwer voraussagen.

Es ist aber auch wunderschön, mit der Zeit den anderen oder die andere als Elternteil zu erleben. Zu sehen, wie aus meinem Mann ein liebevoller Papa wurde, der engagiert und empathisch ist, hat mir nur noch eine weitere Facette gezeigt, die ich an ihm liebe. Ein Sonntag zu dritt oder zu viert auf unserer Spielematte ist für uns beide einfach nur schön! Klar wäre es auch mal wieder toll, in einem Hotel in der Toskana aufzuwachen, die Urlaubsluft zu riechen und in den Pool zu springen, aber die Zeit dafür wird wieder kommen. Wahrscheinlich sogar früher, als uns allen lieb ist.

Dennoch ist eine stabile Paarbeziehung das Fundament eurer Familie (zumindest, wenn das euer Lebensentwurf ist; zu anderen Modellen kann ich wenig beitragen). Das Fundament kann gerade am Anfang ganz schön ins Wanken geraten: das Baby und Du wachsen zusammen, der andere Elternteil fühlt sich vielleicht außen vor. Die Unterschiede in euer beider Kindheit und daraus resultierende Glaubenssätze zur Erziehung können sich zum ersten Mal herauskristallisieren. Die Aufgaben- und Auszeitenverteilung fühlt sich ungerecht an. Es bleibt keine Zeit für Intimität und Nähe, vielleicht macht sich sogar ungewollt Eifersucht breit. Zusätzlich sind all diese Themen mit Scham behaftet, denn wer will schon auf sein sehr geliebtes Kind eifersüchtig sein oder zugeben, sich in der neuen Situation überfordert zu fühlen?

Wie so oft hilft hier nur eines, Du ahnst es sicher: reden. Und zwar am besten schon vor der Geburt. Über Erziehungsmodelle, Ängste, Zeit- und Aufgabeneinteilung, ein unterstützendes Netzwerk. Und wenn es so weit ist, begegnet euch respektvoll, achtsam und im Glauben daran, dass der oder die andere nie böswillig handelt oder absichtlich etwas vernachlässigt. Kleine Gesten können Wunder wirken: abends einmal essen bestellen, anstatt zu kochen, und schon kann man eine halbe Stunde länger miteinander verbringen. Die Großeltern einspannen, um ein Stündchen Zeit für einen gemeinsamen Spaziergang zu haben. Das Handy weglegen, wenn das Baby abends schläft, und wirklich Quality Time miteinander verbringen. Und vor allem diese Auszeiten dazu nutzen, nicht über Haushaltskram oder anstehende Einkäufe zu sprechen, sondern über euch oder Dinge, die euch Freude bereiten.

Es gibt auch kleine „Kartenspiele", die ihr online erstehen könnt, welche den Fokus wieder auf die Partnerschaft richten. Zusätzlich könnt ihr Rituale einrichten, zum Beispiel am Ende des Tages dem oder der anderen drei Dinge sagen, die euch am jeweils anderen erfreut haben. Wenn euer Spatz älter wird, ist auch wieder mehr Raum für euch als Paar da. Bis dahin: haltet durch, genießt die kleinen Momente als Paar und die großen als Familie.

Es gibt ein Zitat aus der Serie „Modern Family", das mir immer Tränen entlockt, und das geht so: „Die Sache mit den Babys ist die: man verliebt sich in ein Baby mit den süßesten kleinen Fettfalten, und dann, zack, sind sie weg. Aber das ist okay, denn an dessen Stelle tritt dieses Kleinkind mit dem tollsten Lachen der Welt. Und dann, eines Tages, ist das Kleinkind weg, und an seiner Stelle ist ein kleines Kind, das die interessantesten Fragen stellt, die Du je gehört hast. Und so geht das immer weiter, aber man hat nie die Zeit, eines von ihnen zu vermissen, denn es gibt immer ein neues Kind, das den Platz des alten einnimmt. Bis sie erwachsen werden. Und dann... gehen alle Kinder, in die du dich verliebt hast, zur gleichen Zeit zur Tür hinaus."

Insbesondere, seitdem unsere zweite Tochter da ist und mir dadurch wie Schuppen von den Augen fiel, wie weit weg die Babyzeit mit der Großen schon ist – und wie viel ich davon wieder vergessen habe –, trifft mich dieses Zitat sehr.

Und weil alles so wahnsinnig schnell vergeht, lege ich großen Wert darauf, Erinnerungen zu schaffen. Für mich, für uns als Eltern, für die Kinder.

Durch Smartphones haben wir einen entscheidenden Vorteil gegenüber älteren Generationen: das Handy ist nahezu immer zur Hand, hat einen großen Speicher und schießt Bilder in hervorragender Qualität. Ich weiß nicht, ob es Dir auch so gehen wird, aber auf meinen Smartphones haben sich über die Jahre tausende Bilder und Videos angesammelt. Das Baby direkt nach der Geburt, das Baby beim Schlafen, das Baby beim Spielen, das Baby beim Meckern, das Baby bei der ersten Beikost, das Baby beim Drehen, Krabbeln, Laufen, Babys erste Worte... da ist so ein Handyspeicher schnell voll. Eine sinnvolle Anschaffung ist daher, sofern Dein Telefon einen solchen Steckplatz hat, eine SD-Karte für zusätzlichen Speicherplatz. Sonst transferierst Du alle zwei Tage Bilddateien auf irgendeine externe Festplatte oder den Rechner, damit Du Deinen Schatz weiterhin beim Schnarchen filmen kannst. Wenn Du beispielsweise jährlich ein Fotobuch von Deinem Baby oder euch als Familie erstellen willst, rate ich Dir, die Fotos schon einmal vorzusortieren, denn sonst wirst Du in der Bilderflut ertrinken.

Es gibt auch Apps, mit denen Du täglich ein paar Bilder nur mit ausgewählter Verwandtschaft teilen kannst, ohne z.B. einen privaten Social Media Account erstellen zu müssen. So kannst Du die Großeltern oder Paten auf dem Laufenden halten und hast auch für Dich selbst eine schöne Erinnerung. Viele Anbieter haben auch eine Rückblickfunktion, sodass Du siehst, was Dein Spatz vor drei Monaten oder zwei Jahren getrieben hat.

Apropos Fotos: sorg dafür, dass es auch Bilder mit Dir und Deinem Kind gibt! Viele Smartphonespeicher sehen aus wie die Erlebnisse des besten alleinerziehenden Papas der Welt, weil Mamas immer die Kamera draufhalten. Besteh drauf, dass auch Du abgelichtet wirst, egal wie unfotogen Du Dich gerade fühlst. Oder knall Dir bei Bedarf etwas Farbe ins Gesicht und mach Selfies. In ein paar Jahren freut ihr euch alle daran, gemeinsam festgehaltene Erinnerungen zu haben.

Aber nicht nur Fotos und Videos sind Erinnerungen! Möglicherweise möchtest Du auch die Entwicklung Deines Babys festhalten, dafür gibt es unzählige Möglichkeiten.

Da wären zum Beispiel Baby-Apps, in denen Du Größe, Gewicht, Zähnchen, motorische und soziale Meilensteine (und sogar nasse Windeln, Stillmahlzeiten und vieles mehr) tracken kannst. Manche davon haben auch eine Tagebuchfunktion. Mein Favorit ist hier die Baby+ App von Philipps. Neben o.g. Möglichkeiten kannst Du auch noch bedeutende Momente in Fotoform speichern und ein „Foto des Tages" hochladen. Am Ende des Jahres kannst Du Dir Dein Jahrbuch mit all diesen Informationen als PDF speichern und es beispielsweise in einer Druckerei drucken und binden lassen.

Wenn Du es analoger magst, hast Du die Auswahl zwischen vielen Tagebüchern und Kalendern, die Du mit Notizen, Erinnerungen, Stickern und Fotos ausfüllen kannst. Mein persönlicher Tipp: Ich hatte bei beiden Kindern den „Weißt Du eigentlich, wie lieb ich Dich hab"-Kalender, der alles beinhaltet, was man im ersten Lebensjahr so festhalten möchte. Alternativ gibt es natürlich noch Meilensteinkarten, mit denen Du Dein Baby fotografieren kannst.

Und wohin mit alledem? Wir haben für beide Kinder große Holzkisten anfertigen lassen, die wir als „Memory Box" nutzen. Da kommt alles rein: die Kalender, das ausgedruckte Jahrbuch, jede Karte zur Geburt, das Krankenhaus-Armbändchen, die ersten Schuhe, das erste gemalte Bild, die erste Geburtstagskerze… alles, was uns wichtig erschien. Und irgendwann werden die beiden dann ihre Memory Box bekommen, wenn sie groß sind und Erwachsenendinge tun und sagen – auch wenn wir uns das jetzt noch gar nicht vorstellen können.

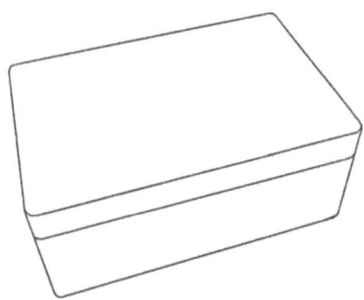

„You'll always be my reason
Even when I'm grey and old

You'll always be my baby
Just heavier to hold."

- Jessica Urlichs, "Beautiful Chaos"

Epilog

Du hast es ja bestimmt schon gemerkt: das Mamadasein ist verrückt, anstrengend, wunderschön, magisch, nervtötend, überwältigend und vor allem lebensverändernd. Es gibt ein Leben vor der Mutterschaft und eines danach. Nichts ist mehr wie vorher: da ist ein neuer Mensch, den Du mehr liebst als Dein eigenes Leben, aber auch ein hilfloses Mäuschen, das Du beschützen, ernähren und auf die Welt vorbereiten musst – und um dessen Wohlergehen Du Dich ständig sorgst. Es gibt unvergessliche Momente der Rührung und aus der Zeit gefallene wache Nachtstunden. Es gibt Überforderungsgefühle und partnerschaftliche Konflikte. Aber vor allem gibt es eines: eine neue Familie und ganz viele Erinnerungen, die ihr euch auf eurem gemeinsamen Weg schafft. Und Dein neues Selbstverständnis – als Mama! Es ist nicht immer leicht, stolz auf jeden Dehnungsstreifen zu sein, und niemand feiert Windelexplosionen und Milchflecken auf dem Shirt. Aber der Moment wird kommen, an dem Dein Baby das erste Mal „Mama" zu Dir sagt – und wenn Du auch nur ein bisschen so verdrahtest bist wie ich, wird es Dich spätestens in diesem Moment viel von dem Ungemach vergessen lassen.

Keine Mama ist wie die andere. Meine Absicht mit diesem Buch war es nicht, Dir meine Erfahrung überzustülpen und als einzig wahren Weg zu verkaufen. Es kann sein, dass Du Stillen nicht schön findest, mit Deinem neuen Körper kämpfst und Dich an den Verlust der Unabhängigkeit gewöhnen musst. Es kann sein, dass Du einfach so weitermachst wie vorher und Dein Baby einfach überallhin mitschleppst. Es kann sein, dass das ganze Hormonchaos Dich unberührt lässt und Du 24/7 alles feierst, was das Elternleben Dir vor die Füße wirft. Aber es kann eben auch sein, dass von allem etwas auf Dich zutrifft, Du auf vieles nicht vorbereitet warst und Du Dich mit diesem Buch etwas besser darauf einstellen und den ein oder anderen Tipp mitnehmen konntest.

Ich wünsche Dir eine wundervolle Schwangerschaft, eine Geburt, an die Du gern zurückdenkst, ein verkuscheltes Wochenbett und eine spannende, wunderschöne Reise in Dein Leben als Mama. Das Ziel ist es gar nicht, keine Stolpersteine auf diesem Weg vorzufinden, sondern zu wissen, wie man ihnen begegnet und daraus Stärke zu ziehen: für Dich und Dein Baby. You've got this, momma!

In raising my children, I've lost my mind but found my soul.

- Lisa T. Sheperd

✽

Quellen

Wie eingangs schon erwähnt, ist dieses Buch weder ein Lehrbuch, noch eine wissenschaftliche Arbeit. Der Fokus des Buchs
liegt nicht auf wissenschaftlicher Evidenz, sondern auf dem alltäg-
lichen Mama-Dasein. Da ich aber in diesem Kontext auch keine
Halbwahrheiten und Märchen verbreiten wollte, habe ich mit ziemlich vielen Quellen gearbeitet.

Hier findest Du alle von mir verwendeten bzw. zitierten Quellen
in der Reihenfolge des Auftretens im Buch. Manche sind gut, manche sind schlecht, manche sind die einzigen Daten, die wir haben.
Das ist in der Regel dann auch im Text so beschrieben. Viel Spaß
beim Stöbern!

Al-Kuran, O., Al-Mehaisen, L., Bawadi, H., Beitawi, S. & Amarin,
Z. (2011). The effect of late pregnancy consumption of date fruit on
labour and delivery. Journal Of Obstetrics And Gynaecology, 31(1),
29–31. https://doi.org/10.3109/01443615.2010.522267

Kordi, M., Meybodi, F. A., Tara, F., Fakari, F. R., Nemati, M. &
Shakeri, M. (2017). Effect of dates in late pregnancy on the duration of labor in nulliparous women. Iranian Journal Of Nursing
And   Midwifery   Research,   22(5),   383.
https://doi.org/10.4103/ijnmr.ijnmr_213_15

Beckmann, M. M. & Stock, O. M. (2013). Antenatal perineal massage   for   reducing   perineal   trauma.   Cochrane   Library.
https://doi.org/10.1002/14651858.cd005123.pub3

Balbontín, Y. M., Stewart, D., Shetty, A., Fitton, C. A. & McLay, J. S. (2019). Herbal Medicinal Product Use During Pregnancy and the Postnatal Period. Obstetrics And Gynecology, 133(5), 920–932. https://doi.org/10.1097/aog.0000000000003217

Johnson, H. M., Eglash, A., Mitchell, K. B., Leeper, K., Smillie, C. M., Moore-Ostby, L., Manson, N., Simon, L., Young, M., Noble, L., Bartick, M., Calhoun, S., Elliott-Rudder, M., Feldman-Winter, L., Kair, L., Lappin, S., Larson, I., Lawrence, R. A., Lefort, Y., . . . Wonodi, A. (2020). ABM Clinical Protocol #32: Management of Hyperlactation. Breastfeeding Medicine, 15(3), 129–134. https://doi.org/10.1089/bfm.2019.29141.hmj

Budzynska, K., Gardner, Z. E., Dog, T. L. & Gardiner, P. (2013). Complementary, Holistic, and Integrative Medicine: Advice for Clinicians on Herbs and Breastfeeding. Pediatrics in Review, 34(8), 343–353. https://doi.org/10.1542/pir.34-8-343

Neal, J. L., Lowe, N. K., Schorn, M. N., Holley, S. L., Ryan, S. L., Buxton, M. & Wilson-Liverman, A. M. (2015). Labor Dystocia: A Common Approach to Diagnosis. Journal Of Midwifery & Women S Health, 60(5), 499–509. https://doi.org/10.1111/jmwh.12360

Abalos, E., Oladapo, O. T., Chamillard, M., Díaz, V., Pasquale, J., Bonet, M., Souza, J. P. & Gülmezoglu, A. M. (2018). Duration of spontaneous labour in 'low-risk' women with 'normal' perinatal outcomes: A systematic review. European Journal Of Obstetrics & Gynecology And Reproductive Biology, 223, 123–132. https://doi.org/10.1016/j.ejogrb.2018.02.026

Guglielminotti, J., Landau, R., Daw, J., Friedman, A. M., Chihuri, S. & Li, G. (2022). Use of Labor Neuraxial Analgesia for Vaginal Delivery and Severe Maternal Morbidity. JAMA Network Open, 5(2), e220137. https://doi.org/10.1001/jamanetworkopen.2022.0137

Kearns, R. J., Kyzayeva, A., Halliday, L. O. E., Lawlor, D. A., Shaw, M. & Nelson, S. M. (2024). Epidural analgesia during labour and severe maternal morbidity: population based study. BMJ, e077190. https://doi.org/10.1136/bmj-2023-077190

Hassiotou, F., Hepworth, A. R., Metzger, P., Lai, C. T., Trengove, N., Hartmann, P. E. & Filgueira, L. (2013). Maternal and infant infections stimulate a rapid leukocyte response in breastmilk. Clinical & Translational Immunology, 2(4). https://doi.org/10.1038/cti.2013.1

Pribylova, J., Krausova, K., Kocourkova, I., Rossmann, P., Klimesova, K., Kverka, M. & Tlaskalova-Hogenova, H. (2012). Colostrum of Healthy Mothers Contains Broad Spectrum of Secretory IgA Autoantibodies. Journal Of Clinical Immunology, 32(6), 1372–1380. https://doi.org/10.1007/s10875-012-9733-9

Bode, L. (2018). Human Milk Oligosaccharides at the Interface of Maternal–Infant Health. Breastfeeding Medicine, 13(S1), S-8. https://doi.org/10.1089/bfm.2018.29073.ljb

Bode, L. (2012). Human milk oligosaccharides: Every baby needs a sugar mama. Glycobiology, 22(9), 1147–1162. https://doi.org/10.1093/glycob/cws074

Wambach, K. & Spencer, B. (2019). Breastfeeding and Human Lactation. Jones & Bartlett Learning.

Koch-Institut, R. (2019). Studie zur Gesundheit von Kindern und Jugendlichen in Deutschland (KiGGS Welle 2) [Datensatz]. https://doi.org/10.7797/17-201417-1-1-1

Bornstein, M. H., Putnick, D. L., Rigo, P., Esposito, G., Swain, J. E., Suwalsky, J. T. D., Su, X., Du, X., Zhang, K., Cote, L. R., De Pisapia, N. & Venuti, P. (2017). Neurobiology of culturally common maternal responses to infant cry. Proceedings Of The National Academy Of Sciences, 114(45). https://doi.org/10.1073/pnas.1712022114

Segal, N. A., Boyer, E. R., Teran-Yengle, P., Glass, N. A., Hill-strom, H. J. & Yack, H. J. (2013). Pregnancy Leads to Lasting Changes in Foot Structure. American Journal Of Physical Medicine & Rehabilitation, 92(3), 232–240. https://doi.org/10.1097/phm.0b013e31827443a9

Fairbrother, N., Collardeau, F., Albert, A. Y. K., Challacombe, F. L., Thordarson, D. S., Woody, S. R. & Janssen, P. A. (2021). High Prevalence and Incidence of Obsessive-Compulsive Disorder Among Women Across Pregnancy and the Postpartum. The Journal Of Clinical Psychiatry, 82(2). https://doi.org/10.4088/jcp.20m13398

Fairbrother, N., Collardeau, F., Woody, S. R., Wolfe, D. A. & Fawcett, J. M. (2022). Postpartum Thoughts of Infant-Related Harm and Obsessive-Compulsive Disorder. The Journal Of Clinical Psychiatry, 83(2). https://doi.org/10.4088/jcp.21m14006

Atyeo, C. & Alter, G. (2021). The multifaceted roles of breast milk antibodies. Cell, 184(6), 1486–1499. https://doi.org/10.1016/j.cell.2021.02.031

Clarke, N. & May, J. (2000). Effect of antimicrobial factors in human milk on rhinoviruses and milk-borne cytomegalovirus in vitro. Journal Of Medical Microbiology, 49(8), 719–723. https://doi.org/10.1099/0022-1317-49-8-719

TRANS-GEN | Universitätsklinikum Ulm. (o. D.). https://www.uniklinik-ulm.de/kinder-und-jugendpsychiatriepsy-chotherapie/sektionen-und-arbeitsgruppen/sektion-paedagogik-jugendhilfe-bindungsforschung-und-entwicklungspsychopatholo-gie/meine-kindheit-deine-kindheit/trans-gen.html

Wong, S. D., Wright, K. P., Spencer, R. L., Vetter, C., Hicks, L. M., Jenni, O. G. & LeBourgeois, M. K. (2022). Development of the circadian system in early life: maternal and environmental factors. Journal Of PHYSIOLOGICAL ANTHROPOLOGY, 41(1). https://doi.org/10.1186/s40101-022-00294-0

McGraw, K., Hoffmann, R., Harker, C. & Herman, J. H. (1999). The Development of Circadian Rhythms in a Human Infant. SLEEP, 22(3), 303–310. https://doi.org/10.1093/sleep/22.3.303

Henderson, J. M., France, K. G. & Blampied, N. M. (2011). The consolidation of infants' nocturnal sleep across the first year of life. Sleep Medicine Reviews, 15(4), 211–220. https://doi.org/10.1016/j.smrv.2010.08.003

Harrington, C. T., Hafid, N. A. & Waters, K. A. (2022). Butyryl-cholinesterase is a potential biomarker for Sudden Infant Death Syndrome. EBioMedicine, 80, 104041. https://doi.org/10.1016/j.ebiom.2022.104041

Hauck, F. R., Thompson, J. M. D., Tanabe, K. O., Moon, R. Y. & Vennemann, M. M. (2011). Breastfeeding and Reduced Risk of Sudden Infant Death Syndrome: A Meta-analysis. PEDIATRICS, 128(1), 103–110. https://doi.org/10.1542/peds.2010-3000

Teng, A., Bartle, A., Sadeh, A. & Mindell, J. (2011). Infant and toddler sleep in Australia and New Zealand. Journal Of Paediatrics And Child Health, 48(3), 268–273. https://doi.org/10.1111/j.1440-1754.2011.02251.x

Joseph, D., Chong, N. W., Shanks, M. E., Rosato, E., Taub, N. A., Petersen, S. A., Symonds, M. E., Whitehouse, W. P. & Wailoo, M. (2014). Getting rhythm: how do babies do it? Archives Of Disease in Childhood Fetal & Neonatal, 100(1), F50–F54. https://doi.org/10.1136/archdischild-2014-306104

Tsai, S., Thomas, K. A., Lentz, M. J. & Barnard, K. E. (2011). Light is beneficial for infant circadian entrainment: an actigraphic study. Journal Of Advanced Nursing, 68(8), 1738–1747. https://doi.org/10.1111/j.1365-2648.2011.05857.x

Panksepp, J. (2023). Affective neuroscience: The Foundations of Human and Animal Emotions.

The Costs of Sleep Training -. (2021, 7. Mai). The Costs Of Sleep Training. https://www.basisonline.org.uk/hcp-the-costs-of-sleep-training/

Hall, W. A., Hutton, E., Brant, R. F., Collet, J. P., Gregg, K., Saunders, R., Ipsiroglu, O., Gafni, A., Triolet, K., Tse, L., Bhagat, R. & Wooldridge, J. (2015). A randomized controlled trial of an intervention for infants' behavioral sleep problems. BMC Pediatrics, 15(1). https://doi.org/10.1186/s12887-015-0492-7

Engler, A. C., Hadash, A., Shehadeh, N. & Pillar, G. (2011). Breastfeeding may improve nocturnal sleep and reduce infantile colic: Potential role of breast milk melatonin. European Journal Of Pediatrics, 171(4), 729–732. https://doi.org/10.1007/s00431-011-1659-3

Brisch, K. H., Beck, A., Forstner, B., Wagner, V., Lo, S. & Landers, S. (2018). Resignation/Dissoziation des Säuglings statt gelungener Selbstregulation. Monatsschrift Kinderheilkunde, 166(10), 910–911. https://doi.org/10.1007/s00112-018-0570-7

Van Wijhe, M., McDonald, S. A., De Melker, H. E., Postma, M. J. & Wallinga, J. (2016). Effect of vaccination programmes on mortality burden among children and young adults in the Netherlands during the 20th century: a historical analysis. The Lancet Infectious Diseases, 16(5), 592–598. https://doi.org/10.1016/s1473-3099(16)00027-x

Sugimura, T., Seo, T., Terasaki, N., Ozaki, Y., Rikitake, N., Okabe, R. & Matsushita, M. (2020). Efficacy and safety of breast milk eye drops in infants with eye discharge. Acta Paediatrica, 110(4), 1322–1329. https://doi.org/10.1111/apa.15628

Witkowska-Zimny, M., Kamińska-El-Hassan, E. & Wróbel, E. (2019). Milk Therapy: Unexpected Uses for Human Breast Milk. Nutrients, 11(5), 944. https://doi.org/10.3390/nu11050944

Indrio, F., Di Mauro, A., Riezzo, G., Civardi, E., Intini, C., Corvaglia, L., Ballardini, E., Bisceglia, M., Cinquetti, M., Brazzoduro, E., Del Vecchio, A., Tafuri, S. & Francavilla, R. (2014). Prophylactic Use of a Probiotic in the Prevention of Colic, Regurgitation, and Functional Constipation. JAMA Pediatrics, 168(3), 228. https://doi.org/10.1001/jamapediatrics.2013.4367

De Weerth, C. & Van Geert, P. L. C. (1998). Emotional instability as an indicator of strictly timed infantile developmental transitions. British Journal Of Developmental Psychology, 16(1), 15–44. https://doi.org/10.1111/j.2044-835x.1998.tb00748.x

Plooij, F. X. & Van De Rijt-Plooij, H. H. (1989). Vulnerable periods during infancy. Ethology And Sociobiology, 10(4), 279–296. https://doi.org/10.1016/0162-3095(89)90005-8

Van De Rijt-Plooij, H. H. & Plooij, F. X. (1992). Infantile regressions: Disorganization and the onset of transition periods. Journal Of Reproductive And Infant Psychology, 10(3), 129–149. https://doi.org/10.1080/02646839208403946

Heimann, M. (2010). Patterns of Instability and Change. Nurturing Children And Families, 95–106. https://doi.org/10.1002/9781444324617.ch9

Zubler, J. M., Wiggins, L. D., Macias, M. M., Whitaker, T. M., Shaw, J. S., Squires, J. K., Pajek, J. A., Wolf, R. B., Slaughter, K. S., Broughton, A. S., Gerndt, K. L., Mlodoch, B. J. & Lipkin, P. H. (2022). Evidence-Informed Milestones for Developmental Surveillance Tools. PEDIATRICS. https://doi.org/10.1542/peds.2021-052138

Bundeszentrale für Politische Bildung (2022, 13. Januar). Innerfamiliäre Arbeitsteilung und die Gleichstellung der Geschlechter. bpb.de. https://www.bpb.de/kurz-knapp/zahlen-und-fakten/datenreport-2021/arbeitsmarkt-und-verdienste/329861/innerfamiliaere-arbeitsteilung-und-die-gleichstellung-der-geschlechter/

Hunziker, U. A. & Barr, R. G. (1986). Increased carrying Reduces infant crying: a randomized controlled trial. PEDIATRICS, 77(5), 641–648. https://doi.org/10.1542/peds.77.5.641

Berecz, B., Cyrille, M., Casselbrant, U., Oleksak, S. & Norholt, H. (2020). Carrying human infants – An evolutionary heritage. Infant Behavior And Development, 60, 101460. https://doi.org/10.1016/j.infbeh.2020.101460

Norholt, H. (2020). Revisiting the roots of attachment: A review of the biological and psychological effects of maternal skin-to-skin contact and carrying of full-term infants. Infant Behavior And Development, 60, 101441. https://doi.org/10.1016/j.infbeh.2020.101441

Bald, M., Blattmann, C., Hellstern, G., Bosse, H. M. & Engelmann, G. (2012). Kurzlehrbuch Pädiatrie.

Stiefel, A., Geist, C. & Harder, U. (2013). Hebammenkunde: Lehrbuch für Schwangerschaft, Geburt, Wochenbett und Beruf.

Dorsch, V., & Rohde, A. (2016). Postpartale psychische Störungen – Update 2016. Frauenheilkunde Up2date, 10(04), 355–374. https://doi.org/10.1055/s-0042-112631

Ressourcen

Weiterführende Informationen, im Text genannte Ressourcen und Stellen, an die Du Dich im Bedarfsfall wenden kannst, findest Du auf den folgenden Seiten.

Basis – Baby Sleep Information Source: ein Projekt des Durham Infancy and Sleep Centre der Universität Durham (GB). Die Informationen dort zu Sleep Training und Co-Sleeping sind sehr hilfreich.
- https://basisonline.co.uk
- https://www.basisonline.org.uk/hcp-the-costs-of-sleep-training/
- https://www.basisonline.org.uk/co-sleeping-and-sids/

La Lèche Liga (LLL): diese Organisation unterstützt stillende Mütter und solche, die es werden wollen. Wenn Du eine Stillberaterin benötigst, ist LLL eine gute Adresse.
- https://www.lalecheliga.de/

Arbeitsgemeinschaft freier Stillgruppen (AFS): auch diese Organisation unterstützt Dich beim Stillen.
- https://www.afs-stillen.de/

Schatten und Licht e.V.: diese Selbsthilfeorganisation unterstützt Dich in Fragen postpartaler Gesundheit. Du findest dort auch einen Selbsttest zum Thema Depression.
- https://www.schatten-und-licht.de/

Still-Lexikon: hier findest Du tonnenweise Informationen rund ums Stillen.

- https://www.still-lexikon.de

Embryotox: in dieser Datenbank finden sich Informationen zu Medikamenten in Schwangerschaft und Stillzeit. Informiere Dich hier unbedingt, wenn Du eine Medikamenteneinnahme planst.

- https://www.embryotox.de/arzneimittel

Roses Revolution: eine Bewegung, die sich gegen Gewalt in der Geburtshilfe einsetzt.

- https://www.rosesrevolutiondeutschland.de/

Parenting Science: sehr informative Webseite, auf der zu sehr vielen Eltern-Themen alle möglichen Daten wissenschaftlich ausgewertet und in Tipps und Strategien „übersetzt" werden.

- https://parentingscience.com/

Kindergesundheit-info: Informationsseiten der Bundeszentrale für gesundheitliche Aufklärung zu allen möglichen Themen, vom Wickeln übers Stillen bis hin zum Schreien.

- https://www.kindergesundheit-info.de

Rund ums Baby: Website mit viel Informationen rund um Schwangerschaft und Babyzeit; außerdem gibt es hier ein Expertenforum, in welchem Fachleute kostenlos Deine Fragen beantworten.

- https://www.rund-ums-baby.de/
- https://www.rund-ums-baby.de/experten-forum

Gesund ins Leben: hierbei handelt es sich um ein Netzwerk aus verschiedenen Institutionen, Fachgesellschaften und Verbänden, welche die frühkindliche Gesundheit fördern. Du findest auf deren Internetpräsenz sehr viele nützliche Informationen.

- https://www.gesund-ins-leben.de/

Centers for Diseases Control and Prevention (CDC) Milestones: auf dieser Seite findest Du eine wissenschaftlich anerkannte Meilensteintabelle, die zur groben Orientierung dient.

- https://www.cdc.gov/ncbddd/actearly/milestones/index.html

Kinderärzte im Netz / Frauenärzte im Netz: Hilfreiche Websites der jeweiligen Berufsverbände mit neuesten Informationen und Übersichten zur Kinder- und Frauengesundheit.

- https://www.kinderaerzte-im-netz.de/
- https://www.frauenaerzte-im-netz.de/

Reprotox: an die Beratungsstelle für Medikamente in Schwangerschaft und Stillzeit des Ulmer Universitätsklinikums kannst Du (komplexere) Anfragen zu Medikamenten in Schwangerschaft und Stillzeit stellen. Es wird um eine freiwillige Zuwendung zur Finanzierung der Beratungsstelle gebeten.

- https://www.reprotox.de

Über die Autorin

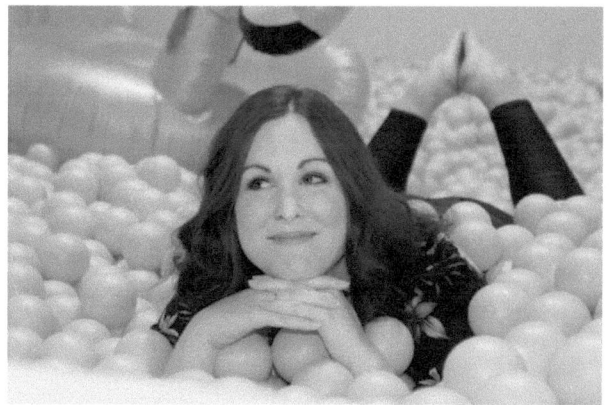

Claudia Graneis, geboren 1987 in Ulm und aufgewachsen bei Stuttgart, ist Apothekerin und zweifache Mutter. Mit ihrem Mann und ihren Töchtern lebt sie im Bergischen Land. Ihre Erfahrungen rund um die Schwangerschaft und als frischgebackene Mama haben sie dazu inspiriert, andere Frauen auf diesem Weg zu unterstützen und mit dem Ratgeber „Mom to Mom – Was ich gerne vorher gewusst hätte" ihr erstes Buch zu verfassen.